国家级名老中医临证必选方剂 系列丛书

疑难杂症国医圣手时方

U0325096

总主编：彭清华

主　　编：周　慎

副主编：赵瑞成　　卜献春　　刘　芳

编　　委：卜献春　　王静敏　　邓　谦　　邓　颖　　龙华君

伍大华　　刘　芳　　李　翔　　李振华　　李跃军

胡淑娟　　杨金颖　　杨维华　　杨成昊　　肖燕芳

周　慎　　赵文博　　赵瑞成　　唐沛兰　　彭玉娟

喻　斌　　蒋军林　　廖林丽　　戴宗顺　　魏歆然

CNS K 湖南科学技术出版社

国家一级出版社　全国百佳图书出版单位

· 长沙 ·

《国家级名老中医临证必选方剂系列丛书》
编委会名单

总 主 编：彭清华

副总主编：李凡成　　唐乾利　　周　慎　　胡国恒　　雷　磊
　　　　　杨维华　　杨　柳　　蒋益兰　　彭　俊

编　　委：刘朝圣　　王孟清　　欧阳云　　陈孟溪　　贾立群
　　　　　盛　望　　袁　华　　谢　映　　王芊芊　　刘　侃
　　　　　张　强　　王万春　　刘佃温　　杨素清　　成秀梅
　　　　　王清坚　　李慧芳　　李伟莉　　马惠荣　　洪丽君
　　　　　洪　虹　　肖燕芳　　谢学军　　李志英　　张　健
　　　　　魏歆然　　沂耀杰　　刘建华　　谭　劲　　朱镇华
　　　　　朱明芳　　周耀湘　　张志芳　　田　鑫　　仇湘中
　　　　　赵瑞成　　卜献春　　刘　芳　　邓　颖　　胡淑娟

学术秘书：欧阳云　　周亚莎

编写说明

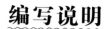

  为了传承近现代全国中医各科名家的临床治疗经验，整理其临床有代表性的经验方，由湖南中医药大学牵头，组织 20 余所中医药院校及附属医院的专家，编写了《国家级名老中医临证必选方剂系列丛书》，包括《内科国医圣手时方》《外科国医圣手时方》《妇科国医圣手时方》《儿科国医圣手时方》《皮肤科国医圣手时方》《眼科国医圣手时方》《耳鼻咽喉口腔科国医圣手时方》《肿瘤科国医圣手时方》《疑难杂症国医圣手时方》共 9 个分册，力争编写成为继《方剂大辞典》和高等中医药院校教材《方剂学》之外的经典、权威的方剂工具书。本丛书由湖南中医药大学副校长彭清华教授担任总主编，欧阳云博士、周亚莎博士担任学术秘书。

  本丛书国医圣手的遴选标准为：国医大师，近代著名老中医（已去世，如岳美中、蒲辅周、李聪甫、陈达夫等），经原国家人事部、原国家卫生部、国家中医药管理局认可的全国老中医药专家学术经验继承工作指导老师，并在国内有较大影响的临床一线专家。时方遴选标准为：选择出自以上名家的有代表性的经验方，配方科学、安全性高；所收录的经验方要有系统的研究论证，并在业内正规刊物上公开报道、发表论文或正式出版的；本丛书编者在临床上有过验证。文献引用期刊标准为：具有正规刊号的学术期刊（统计源期刊、核心期刊）或正式出版的著作。

  为确保本丛书质量，各分册主编、副主编遴选标准为：相应专科临床一线专家；具有高级职称，本单位本科室学科带头人；各个分册主编、副主编，每个单位原则上只有一位专家；每个分册参编专家在 10 所本科院校以上。因此，9 个分册的主编、副主编遍布全国各大本科及以上层次的中医药院校及其附属医院，体现了本丛书的权威性、公允性和代表性。

  本丛书的编写，得到了湖南中医药大学、湖南科学技术出版社及各分册主编、副主编和编委所在单位的大力支持，在此一并致以衷心的感谢！

彭清华

于长沙

疑难杂症国医圣手时方

前　言

　　中医的生命力在于临床疗效，现代中医学家在《黄帝内经》《伤寒杂病论》《神农本草经》等理论指导下，通过长期的临床实践，将疾病的发病机制、临床证候、辨治规律、有效药物、经验教训等诸多方面结合在一起，产生出体现自己精辟见解和独到经验的效验方，这些方剂相对《伤寒杂病论》的经方而言，被总称为时方。顾名思义，时方带有时代的特色，融入了现代中医对理论探索的精华和临床经验的升华，是与时俱进的产物。

　　本书所集时方，根据丛书策划，局限于疑难杂症。所谓疑难杂症，指在诊断和治疗上有一定难度的症状（包括体征）与证候，它们不同于已经确诊了的西医疾病，虽然看起来只是一个单纯的症状或证候，但因病情的不典型、诊断条件的受限或因所患多种疾病而过于复杂，因此难于确诊具体的疾病，从而也无法采取针对性的治疗方案，这就给擅长于整体治疗和辨证治疗的中医带来了展示身手的机会，从而积累了丰富的经验，总结出许多用之有效的效验方，为本书的结集提供了素材。

　　本书所集时方来源于国医圣手，包括国医大师，当代全国著名老中医，经原国家人事部、原国家卫生部、国家中医药管理局批准的全国第一批至第四批老中医药专家学术经验继承工作指导老师。其效验方有的是名老中医本人亲撰，有的是其随诊门人所撰，皆能如实反映该老中医临证经验的独到之处。对于名老中医和文献资料的原著作者将这种日积月累所得到的效验方和盘托出，便于读者的继承应用，中医学术的薪火相传，真是难能可贵，特致以衷心的感谢。

　　本书根据症状、证候分节，症状根据其所属系统分章。每一症状和体征先列概述，主要阐述症状、证候的概念，包括内涵与外延，中医的基本病机。然后列集名老中医药专家的效验方，每一个方剂包括方名、组成、功效、主治、加减、方解、注意事项、现代研究、用方经验等内容。所引用的效验方均在参考文献注明发明者名字与出处，便于读者查阅及进一步研究。

　　本书以简明、精要、实用为特色，选方不求其多，但求其精，内容要求详细具体，切于临床实用，既便于临床医师案头参考，又有利于医学生在临床实习中参考选用，对于患者及其家属在医师指导下据症索方、依方用药时也有所帮助。但需要特别指出的是，由于病症的疑难复杂性，本书方药的选用，都要在医师指导下进行。对于书中药物的用量与炮制、煎服法，在应用时要根据地域、时令和患者个人的实际情况予以调整。

在本书的编写过程中，得到了湖南中医药大学、湖南省中医药研究院有关领导、图书馆的大力支持，不少专家、教授提出了许多宝贵意见，在此谨表谢忱。由于我们的水平有限，编写时间也较仓促，书中不足之处在所难免，敬希读者及同道批评指正。

湖南省中西医结合医院（湖南省中医药研究院附属医院）

周　慎

于湘江之滨

疑难杂症国医圣手时方

目　　录

疑难杂症国医圣手时方

第一章 一般疑难杂症

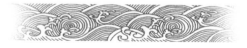

第一节 发 热

发热是一种以口温测量超过 37.3 ℃、直肠温度测量超过 37.6 ℃或一昼夜体温波动超过 1 ℃为主要特征的常见症状。发热的出现，中医认为乃因外感六淫、疫毒，正邪交争，或饮食、劳倦、情志内伤，导致阴阳失调、气血虚弱所引起。

荆防银翘散（张之文经验方）

【组成】荆芥、金银花、连翘、柴胡、葛根、羌活、独活、板蓝根、防风。

【功效】疏风解表，透邪止痛。

【主治】发热之风热袭表证。症见高热而伴鼻塞、流浊涕、咽部不适、咽部充血、脉浮紧者。

【加减】风邪偏重而见咽痒、眼痒、鼻痒者，加僵蚕、蒺藜、蝉蜕、菊花、牛蒡子疏散风邪，透风于热外；咽部疼痛、充血明显者，加黄芩、玄参、射干、马勃等利咽；咳嗽者，加前胡、桔梗等开宣肺气。

【方解】本方所治发热乃因风热袭表所致。风热之邪郁在肌表，邪正相争，故见高热；肺开窍于鼻，邪郁肺胃，肺窍不利则鼻塞、流浊涕；咽为肺胃之门户，邪壅肺胃，咽门受扰则咽部不适、咽部充血；脉浮紧为风邪在表之象。综上可知，此证的病因是风热，病位在肺卫之表，其治疗宜以疏风清热解表为主。

方中用荆芥辛温，疏风以解表，金银花甘寒，清热以解毒，二药配合能轻透风热，解毒利咽，以祛除致病之因，共为方中之君药；连翘苦微寒，柴胡苦平，葛根甘辛平，疏风清热，解肌透表，能增强君药的疏散风热作用，共为方中之臣药；羌活、独活辛苦温，疏风散寒，透邪止痛，有佐助解表之功；板蓝根清热解表，解毒利咽，能增强清热之力，共为方中之佐药；防风辛甘微温，既能佐助君药以散在表之风邪，又能"风行周身"

（《神农本草经》）而为诸药之引经药，故为方中之佐使药。诸药合用，共奏疏风散热、解表透邪之功，风热得疏则病因祛，表邪得解则病位安，故热退而身安。

【注意事项】本方在煎药时不宜久煎，最好在用大火煎沸后，再用小火煎 15 分钟即可。

【现代研究】方中荆芥具有抗菌、抗炎、解热、镇痛和镇静等作用；金银花与连翘均具有抗病原微生物、抗炎、解热等作用；柴胡有明显的镇静、镇痛、解热、降温及抗病原体作用；葛根有明显的解热和扩张血管作用；羌活有解热、镇痛、抑菌、抗炎、抗过敏等作用；独活有镇静、镇痛、抗炎、抑菌等作用；板蓝根有抗病原微生物作用；防风有解热、镇痛、镇静、抗菌、抗炎及提高巨噬细胞吞噬功能、抑制变态反应等作用。

【用方经验】张之文本将本方用于治疗风热袭表所致的发热，对于因风寒郁而化热所致发热者也可选用。常用剂量：荆芥 10 g，金银花 15 g，连翘 10 g，柴胡 10 g，葛根 30 g，羌活 6 g，独活 10 g，板蓝根 30 g，防风 6 g。

董建华经验方 1

【组成】柴胡 10 g，郁金 10 g，栀子 10 g，当归 10 g，牡丹皮 10 g，连翘 10 g，预知子 10 g。

【功效】疏肝解郁清热。

【主治】功能性低热之肝郁化热证。症见低热或下午潮热，或发热振寒，胸胁胀满，口苦咽干，精神抑郁，女性或见月经不调或经期前后发热，舌质红，脉弦。

【加减】脉数热重者，加龙胆 10 g，黄芩 5 g，清泻肝热；便溏腹胀，脾虚肝乘者，加太子参 10 g，白术 10 g，茯苓 10 g，扶脾抑肝。

疑难杂症国医圣手时方

【方解】本方所治发热乃因肝郁化热所致。《丹溪心法》所谓"气有余便是火"，在生理条件下，气机升降，以脾胃为枢；在病理条件下，气机佛郁，以肝气为首。肝气郁结，失于条达，则壅遏化热而出现发热等症状；胁为肝之所主，肝气郁结，肝络不通，故胸胁胀满；肝郁化热，热炎于上，则口苦咽干；精神抑郁、舌质红、脉弦，乃肝郁化热之象。综上可知，此证的病因在郁与热，病位在肝与气，其治疗宜以疏肝理气为主，兼以清热。

方中用柴胡苦平，疏肝解郁，条达气机，针对致病之气郁起作用，故为方中之君药。郁金辛苦性凉，行气解郁，凉血清心；栀子苦寒，清热除烦，两者辅助君药主要针对气郁化热之病机起作用，故为方中之臣药。当归辛甘性温，补血柔肝，养肝之体以和肝之用；牡丹皮辛苦性凉，清热凉血，和血消瘀，连翘苦凉，清热解毒，两者均为佐助臣药清热的作用。预知子味苦微寒，疏肝理气，既能佐助疏肝解郁之用，又能"通十二经脉"（《食疗本草》）而为诸药之引经药，故为方中之佐使药。诸药合用，共奏疏肝、解郁、清热之功，肝气得疏则病位自安，气郁得解则病因可祛，热邪得清则发热自除。

【注意事项】本方在应用时以胸胁胀满、精神抑郁为辨证要点，其发热的热度以低热为多，热型不规则。如果配合心理开导，能增加此方的临床疗效。

【现代研究】方中柴胡有明显的镇静、镇痛、解热、降温及抗病原体作用；郁金具有抗真菌作用；栀子具有镇静、降温、抗惊厥、镇痛、抗病原微生物等作用；当归具有抗炎、镇痛、抗损伤、抗菌、抗辐射、解热等作用；牡丹皮具有镇静、降温、解热、镇痛、抗炎、抗病原微生物、抗流行性感冒病毒（简称流感病毒）等作用；连翘具有抗病原微生物、抗钩端螺旋体、抗亚洲甲型流感病毒、抗鼻病毒、抗炎、解热等作用。

【用方经验】董建华常将此方用于治疗肝郁化热所致的功能性低热，提出肝郁发热，宜以柴胡配薄荷。认为柴胡疏肝解郁、和解少阳，兼能退热；薄荷辛凉，调畅气机，兼

能发汗，且可引诸药入营卫。二药合用，对气郁发热疗效显著。

董建华经验方 2

【组成】藿香 10 g，法半夏 10 g，茯苓 10 g，佩兰 10 g，薏苡仁 10 g，滑石 10 g，青蒿 10 g，大豆黄卷 15 g。

【功效】化湿清热。

【主治】功能性低热之湿郁化热证。症见低热不退，午后为著，胸闷身重，渴不欲饮，舌苔白腻，脉濡数。

【加减】热重者，加黄芩 5 g，清热燥湿；关节不利者，加萆薢 10 g，晚蚕沙 10 g，木瓜 10 g，化湿通络；小便不利者，加通草 10 g，通利小便；大便溏者，加白术 10 g，苍术 10 g，健脾燥湿。

【方解】本方所治发热乃因湿郁化热所致。湿邪可从外感而得，但更多是气机运化失常，湿从内生，脾虚湿困，往往是发病的中心环节。由于湿性黏滞，易于阻滞气机，郁而化热，郁遏于肌表，故见发热身重；湿邪阻滞，气机不畅，故胸闷；气机因湿邪阻滞而不能化津，津液不能上承，故渴不欲饮；苔白腻、脉濡数乃湿郁化热之象。此证的病因在湿，病位在脾，其治疗以化湿清热为主。

方中用藿香味辛微温，快气和中，辟秽祛湿，取其芳香辛开以化在肌表、在上焦之湿邪，祛其病因为主，故为方中之君药。半夏辛温，燥湿化痰，取其温燥以祛在中焦之湿邪；茯苓甘淡性平，渗湿利水，取其淡渗以祛在中下焦之水湿，两者辅助君药以增强其祛湿之力，故为方中之臣药。佩兰辛平，辟秽化湿；薏苡仁甘淡性凉，清热利湿；滑石甘淡性寒，清热渗湿；青蒿苦辛寒，清解虚热；四者中的前三者皆能佐助君臣药的祛湿之力，后三者皆有清热之能，针对化热这一病机起作用，共为方中之佐药。大豆黄卷甘平，透邪解表，清利湿热，既能佐助诸药化湿清热，又能引诸药入表，故为方中之佐使药。诸药合用，共奏化湿、清热之功，湿邪得化则病因祛而发热自退。

【注意事项】本方在应用时以身重、苔腻

疑难杂症国医圣手时方

为辨证要点，其发热以午后低热或身热不扬为特点。在服药期间，饮食要清淡，并忌生冷、油腻食物。

【现代研究】方中藿香具有抗真菌、抗钩端螺旋体、抗病毒等作用；法半夏具有镇静、镇痛和轻微利尿作用；茯苓具有利尿、镇静、免疫调节、诱生和促诱生干扰素、抑菌等作用；佩兰有抑菌和抗流感病毒作用；薏苡仁具有镇静、镇痛、解热等作用；滑石有抗菌作用；青蒿具有抗疟、抗血吸虫、抗病原微生物、抗病毒、解热、镇痛、阻止白细胞介素及各种炎症介质的释放等作用。

【用方经验】董建华常将此方用于治疗湿郁化热所致的功能性低热，认为宜以芳香化湿、清灵宣透为主，慎用苦寒燥湿药，以免阻遏气机。

董建华经验方 3

【组成】黄芪 10 g，功劳叶 15 g，仙鹤草 15 g，白术 10 g，茯苓 10 g，陈皮 10 g，白薇 10 g，银柴胡 10 g。

【功效】益气除热。

【主治】功能性低热之气虚发热证。症见久病不已或劳倦过度，头晕乏力，低热时作，气短懒言，易汗出，食少便溏，时作劳嗽，舌淡，苔薄，脉细数。

【加减】苔腻有湿者，加藿香 10 g，佩兰 10 g，厚朴 10 g；汗出恶风者，加桂枝、白芍各 6 g 调和营卫。

【方解】此方所治发热乃因脾胃气衰，中气不足，阴火内生所致。脾为气血生化之源，脾虚则化源不足，气虚不能温养于上、外、四肢，则头晕乏力、气短懒言；脾虚则谷气下流，阴火内生，而致低热时作；脾虚则运化失职，而致食少便溏；脾虚及肺，土不能生金，则影响肺的固表和宣肃功能，故见易汗出、时作劳嗽；舌质淡、脉细数，乃脾虚气弱、阴火内生之象。此证的病因在气虚，其阴火乃气虚所致，其治疗以益气除热为主。

方中用黄芪味甘微温，健脾补肺，益气固表，祛其致病之因，故为方中之君药。功劳叶苦寒，清热补虚；仙鹤草辛平，补虚健胃，两者既能辅助君药以增强其补虚作用，其中功劳叶还能清解虚热，针对阴火这一病机起作用，故为方中之臣药。白术苦甘温，健脾和胃；茯苓甘淡平，健脾和胃，渗湿利水；白薇苦咸性寒，清热凉血；银柴胡甘苦性凉，清解虚热；四者中的前两味药皆能佐助君臣药的健脾益气之力，后两味药皆有清虚热之能，佐助臣药功劳叶增强其清热作用，共为方中之佐药。陈皮辛苦性温，理气调中，"入脾、肺而宣壅"（《本草求真》），故为方中之使药。诸药合用，共奏健脾益气，清解虚热之功。

【注意事项】本方在应用时以气短懒言、食少便溏为辨证要点。在服药期间，饮食要清淡，并忌生冷、油腻食物。

【现代研究】方中黄芪具有促进细胞免疫和体液免疫，诱生干扰素，增强细胞生理代谢，抗病原微生物等作用；功劳叶具有抗菌作用；仙鹤草具有抗菌、消炎作用；白术有增强免疫和抗病能力，并有一定抑菌作用；茯苓具有调节免疫和抑菌作用；白薇有解热、抑菌作用；陈皮有抗炎、抗过敏、抗病原微生物等作用。

【用方经验】此方所治气虚发热，通常在久病或劳倦后出现，若气虚之甚者，黄芪可增量至 30 g。

柴胡清热饮（陈景河经验方）

【组成】柴胡 50 g，人参 20 g，黄芩 50 g，板蓝根 30 g，甘草 15 g，青蒿 10 g，地骨皮 15 g，常山 5 g。

【功效】清透热邪，滋阴凉血，和解少阳。

【主治】主治无名热或高热久治不退，体温在 38 ℃～40 ℃。

【加减】若外感病后低热日久不退者，加北沙参、麦冬、地黄。

【方解】本方所治发热乃因阳盛阴虚，邪居膜原半表半里之间，虽未呈现寒热往来，乃因常用解热消炎等西药控制发热之故；外邪留恋不已，久热伤阴，阴伤之重，反累及于阳，形成上盛下虚之发热不已。

疑难杂症国医圣手时方

疑难杂症国医圣手时方

方中用柴胡苦平，透泻与清解少阳邪热为主，兼能疏泄气滞，使留恋之邪得以疏散，且用量较大，故为方中之君药。黄芩苦寒，清泄热邪，与柴胡相配，一升散一降泄，具有和解少阳兼清上下内外及半表半里之邪热的功用；发热不退常因外感之邪化热所引起，故辅以板蓝根清热解毒；两者共为方中之臣药。壮火食气，长期高热可损伤正气，故用人参、甘草健脾益气，通过扶正祛邪，以防邪内传；高热易于耗气伤阴，故用青蒿芳香疏达，清透解肌，地骨皮甘寒，滋阴增液，凉血止血，四者健脾以防邪内传，透表以清解虚热，共为方中之佐药。常山辛开苦泄，宣可去壅，善开痰结，既能清除体内隐伏各处之邪热，又可引诸药达于膜原，故为方中之佐使药。诸药合用，共奏清透热邪、滋阴凉血、扶正祛邪、和解少阳之作用。

【注意事项】在服药期间，饮食要清淡，并忌生冷、油腻食物。

【现代研究】方中柴胡具有显著的退热、降低体温及抗炎、抗病原微生物等作用；人参具有提高免疫、提高机体的适应性等作用；板蓝根有抑菌、抗病毒和解毒作用；甘草有调节免疫、抗炎、抗原微生物和解毒作用；青蒿、地骨皮均具有抗病原微生物和解热作用；常山有明显解热作用。

【用方经验】本方所治发热乃邪伏膜原所致，通常可见午后高热、疲倦无力、舌质红、苔黄厚腻、脉滑数等症状。如果湿邪偏甚而见脘腹痞闷者，加厚朴、槟榔、藿香以增强燥湿、化湿作用。

阴虚内热方（孙一民经验方）

【组成】赤芍 9 g，白芍 9 g，银柴胡 9 g，青蒿 9 g，鳖甲 9 g，桑白皮 6 g，地骨皮 6 g，炒荆芥穗 4.5 g，淡豆豉 9 g，栀子 9 g，地黄 9 g，牡丹皮 6 g。

【功效】养阴透热。

【主治】阴虚内热证。症见下午潮热或低热，手足心热，胸中烦热，舌质尖红，脉细数。

【方解】本方所治阴虚内热多因素体阴虚，或热病日久，耗伤阴液，或误用、过用温燥药物等，导致阴精亏虚，阴衰则阳盛，水不制火，阳气偏盛所致。其治疗宜养阴清热为主。

此方乃青蒿鳖甲汤化裁而成，方中用鳖甲、荆芥穗、赤芍、地黄、牡丹皮入营分，搜剔余邪；银柴胡起转枢作用，能将营分之邪转入气分；青蒿能引邪外出气分；淡豆豉、荆芥穗进一步祛邪外出；栀子分利余邪。诸药合用，先入后出，使营分之热邪先转入气分，再透出体外，继而热邪得解。

【注意事项】方中鳖甲宜先煎。

【现代研究】方中赤芍、白芍、牡丹皮均具有降温、抗病原微生物、抗炎症反应等作用；青蒿、地骨皮、荆芥、栀子均有明显降温和抗病原微生物作用；地黄有抗炎、抗过敏作用。

【用方经验】此方所治阴虚内热多为热病后热邪伏留阴分所致，常见于一些急性热性病的后期，如肺炎恢复期，或外感病余热不解，热入营分，及某些消耗性疾病的中毒性症状，如肺结核等。此类发热，多以低热或患者自觉身热，特别是手足心热、胸中烦热，但测量体温不高为特征。

郭子光经验方

【组成】柴胡 20 g，黄芩 20 g，生石膏 40 g，知母 15 g，羌活 15 g，防风 15 g，葛根 20 g，金银花 30 g，连翘 15 g，大青叶 20 g，板蓝根 20 g，谷芽 30 g，甘草 5 g。

【功效】寒温合法，三阳并治。

【主治】外感发热而三阳合病、寒温合邪者。症见恶寒发热，汗出，头身疼痛，口苦咽干，恶心欲呕，口渴喜冷饮，心烦，大便正常，舌质红，苔白干，脉浮洪滑数。

【加减】若服用 2 剂后高热不退者，加服紫雪丹 1 粒，熊胆 0.5～1 g 或麝香 0.2 g，共溶化冲服。

【方解】本方所治发热乃因寒温两感所致。寒邪多侵犯人体肌表，乃邪郁太阳，故见恶寒、无汗、身痛；温邪上受，多侵袭上呼吸道黏膜，邪干上窍，故见咽干痛、咳嗽；

寒邪化热已入阳明之里，故见高热、汗出、脉洪数；邪涉少阳之域，故口苦、心烦、欲呕。因其寒温合邪，三阳合病，其治疗宜寒温合法、三阳并治。

本方乃小柴胡汤合白虎汤加减而成，方中用羌活、防风、葛根解散太阳肌表之风寒；金银花、连翘、大青叶、板蓝根疏解肺卫之风热；柴胡、黄芩清解少阳半表半里之邪热；石膏、知母、甘草等有白虎之意，以清除阳明气分之邪热；谷芽则保护胃气。诸药合用，有寒温并用、三阳合治之功。

【注意事项】方中石膏宜布包。

【现代研究】方中柴胡具有显著的退热、降低体温及抗炎、抗病原微生物等作用；黄芩、金银花、连翘与大青叶均具有抗病原微生物、抗炎、解热等作用；石膏有明显解热作用；知母有解热和抗病原微生物作用；羌活有解热、镇痛、抑菌、抗炎、抗过敏等作用；防风有解热、镇痛、镇静、抗菌、抗炎及提高巨噬细胞吞噬功能、抑制变态反应等作用；葛根有明显的解热和扩张血管作用；板蓝根有抑菌、抗病毒和解毒作用；甘草有调节免疫、抗炎、抗原微生物和解毒作用。

【用方经验】郭子光常将本方用于治疗外感发热，认为现今气候变化很大，未至而至、已至未至的情形使得四季不分明，而且人们吃的蔬菜也基本没有四季之分，冬吃夏菜、春吃秋菜已习以为常。由于这些因素的影响，使得时下外感发热往往是多因素引起、多层次受累，通常表现为"寒温合邪""合病并病"等复杂演变，很少单纯风寒、风热。此方所治多为病毒性感染所致的高热症，大多于初期即能阻截传变，服药1～2剂，即可热退身凉，诸证缓解。

清降和解汤（杨友鹤经验方）

【组成】葛根10 g，淡豆豉10 g，柴胡10 g，前胡10 g，炒栀子10～15 g，黄芩10～15 g，陈皮15 g，竹茹15 g，牛蒡子10 g，生山药20～30 g，厚朴6～10 g。

【功效】清降和解。

【主治】低热。

【加减】伴纳差、腹胀等中气亏虚者，加生地黄、熟地黄、茯苓；泄泻者，加生地黄炭、熟地黄炭、白术；潮热盗汗、口干咽燥、手足心热等阴血亏虚者，加玉竹、地骨皮；阴虚阳亢者，加鳖甲、石决明；发热随情绪起伏波动，善太息者，去前胡，加薄荷、白芍、延胡索；患者自觉身体某些部位局部发热者，加赤芍、牛膝。

【方解】方中用葛根、柴胡、牛蒡子疏风散热；淡豆豉解表透邪；前胡宣肺达邪；栀子、黄芩清热泻火；陈皮、竹茹和胃降逆；厚朴理气化痰，山药健脾和胃。诸药配合，共奏疏风解表、清热和胃之效。

【注意事项】新病而恶寒发热明显者非此方所宜。

【现代研究】方中葛根有明显的解热和扩张血管作用；柴胡有明显的镇静、镇痛、解热、降温及抗病原体作用；栀子具有镇静、降温、抗惊厥、镇痛、抗病原微生物等作用；黄芩具有抗病原微生物、抗炎、解热等作用；陈皮有抗炎、抗过敏、抗病原微生物等作用。

【用方经验】杨友鹤用本方治疗低热，常有加衣则热、减衣则冷等表证。

第二节 恶 寒

恶寒是一种以自觉形体怕冷、欲加衣被为主要特征的常见症状，可为发热的前驱或伴随症状，也可单独出现，可表现为全身怕冷，也可仅表现为身体的某一局部怕冷。恶寒的出现，中医认为乃因外感六淫、疫毒，卫阳被遏，或饮食、劳倦内伤，导致阳虚不能温煦卫表，或痰饮、酒、食、气郁、积热致阳气怫郁不能外达所引起。

曲生经验方

【组成】黄芪 30 g，白芍 30 g，桂枝 15 g，党参 15 g，陈皮 15 g，附子 10 g，干姜 10 g，肉桂 10 g，木香 5 g，砂仁 10 g，甘草 10 g。

【功效】温补脾肾，益气固表。

【主治】恶寒之属脾肾阳虚，卫阳不固所致者。症见畏寒肢冷，虽逢夏季仍着厚衣厚裤，夜间寒冷彻骨以双下肢尤甚，腰背酸痛，纳少乏力，大便稀，小便清长，面色萎黄，精神不振，舌淡红，苔薄白，脉细弱。

【方解】本方所治阳虚恶寒，乃因脾肾阳虚，卫阳不固，阳虚不能温煦四肢百骸所致。其治宜以温阳为主。

方中附子、肉桂、干姜温肾壮阳，温里散寒，桂枝助阳化气，温经散寒；黄芪、党参、陈皮健脾益气，升阳固表；用白芍、甘草调和营卫，砂仁、木香可行气健脾开胃，以上共奏温补脾肾，益气固表之功效。

【注意事项】方中附子宜先煎，木通宜用川木通。

【用方经验】曲生将此方用于治疗阳虚所致恶寒，即西医所谓的自主神经功能紊乱，若伴汗出如水者，加浮小麦、煅龙骨、煅牡蛎。

第三节　多　汗

多汗是一种以全身或身体某一局部出汗量多于正常为主要特征的常见症状。多汗的出现，中医认为乃因外感六淫之邪导致营卫不和，或湿、热之邪壅盛，熏蒸肌表，逼津外出，或痰、瘀阻遏气机，津液运行不循常道，或劳倦内伤，脏腑失调，阴阳偏盛，气血亏虚，正气外越所引起。

止汗汤（孙一民经验方）

【组成】地黄 6 g，玄参 15 g，沙参 9 g，石斛 9 g，麦冬 9 g，栀子 9 g，连翘 9 g，淡竹叶 9 g，龙骨 9 g，牡蛎 30 g，浮小麦 30 g，五味子 9 g。

【功效】养阴，清热，止汗。

【主治】阴虚内热之汗出。症见手足心热，烦躁，汗出后身爽，舌质尖红，少津，脉数。

【加减】若手足心热明显者，加牡丹皮、赤芍；口咽干者，加天花粉；无力者，加玉竹、桑寄生、功劳叶。

【方解】本方所治汗证之阴虚内热证，乃因烦劳过度，亡血失精，或邪热耗阴，以致阴精亏虚，虚火内生，阴津被扰，不能自藏而外泄，导致盗汗或自汗。阴虚不能配阳，阳热偏盛，故手足心烦，烦躁；虚热内扰，迫津外泄，则汗多；舌尖红、少津、脉数乃阴虚内热之象。"汗为心之液"，此证之汗乃因心经之热迫液外溢所致，所以清热必清心经之热；"肾主五液"，养阴必以滋养心肾之阴为主，所以清心热、养心肾之阴是此证治疗的关键。

方中用生地黄、玄参、沙参、石斛、麦冬养心肾之阴以除虚热；栀子、连翘、淡竹叶清心肝之热，并引热从小便出；龙骨、牡蛎、浮小麦、五味子收敛止汗。诸药合用，养阴清热治其本，收敛止汗治其标，标本兼顾，汗遂自止。

【注意事项】方中龙骨、牡蛎宜煅用，布包先煎。

【用方经验】汗证原因很多，阴虚内热汗出较为多见，不仅晚上盗汗多属此类，白天汗出亦有不少患者属于此类。如白天烦躁汗出，就属于阴虚内热所致汗出，往往最易误诊为阳虚自汗，若用黄芪之类固表止汗，虽能暂时收到一定疗效，但多不能消除烦躁，其效不能巩固，有时还能加重病情。再如患热性病后，烦躁汗出，有时患者自感有热气上冲，这是由于内伏邪热，热邪不清之故，其治也宜养阴清热，收敛止汗，才能收到较好疗效。

当归六黄汤加减方（曲生经验方）

【组成】当归 15 g，地黄 20 g，熟地黄 30 g，黄柏 10 g，黄芪 40 g，山药 20 g，浮小麦 40 g，麻黄根 15 g。

【功效】育阴泻火，益气固表。

【主治】自汗、盗汗。白昼时时汗出，动则益甚者为自汗，而寐中汗出，醒来汗止者为盗汗。

【加减】自汗甚者，加山茱萸、金樱子、芡实、生龙骨、生牡蛎；盗汗甚者，加知母、白芍、五味子、五倍子、乌梅；汗出恶风者，加桂枝、白芍、防风。

【方解】汗证是由于人体阴阳失调，营卫不和，腠理不密而致汗液外泄的病证。无论自汗、盗汗，均乃阴阳失衡，卫气不固，津不内守，是而为之。自汗不纯气虚，而盗汗亦非纯阴虚，而是两者相兼、偏重不同而已。治宜益气固表中寓滋阴敛汗，滋阴降火中蕴补气摄津（津乃汗之液）。

方中用当归、地黄、熟地黄入肝肾而滋阴养血，阴血充足则水能治火；黄芪、山药健脾益气，实卫固表，因表气不固而汗出过多者尤为适宜；黄柏泻火除烦，含苦以坚阴之意，尤宜于火旺迫阴而盗汗者；浮小麦、麻黄根固表止汗。诸药合用，阴阳兼顾，药至平衡，汗遂自止。

【注意事项】本方服后大便色黑是正常现象。

【用方经验】曲生用此方通治各种汗证，当患者有自汗、盗汗之偏重时则有针对性的药味加减，以更加切合病情。

二仙附桂龙牡汤（朱良春经验方）

【组成】淫羊藿 15 g，仙茅 10 g，制附子

10 g，肉桂 10 g，生黄芪 15 g，煅龙骨 15 g，煅牡蛎 15 g，炒白芍 9 g，五味子 9 g，碧桃干 5 枚。

【功效】温补肾阳，益气固表敛汗。

【主治】阳虚盗汗，症见盗汗如洗，醒来扪之肢冷，面白神疲，腰酸怯冷，小便清长，舌质淡，苔白，脉虚无力。

【加减】若感受风寒者，加麻黄、细辛。

【方解】本方所治之阳虚盗汗，乃因人寤则气行于阳，寐则气行于阴。表阳虚者，寐时气行于里，则表更失固，阴液趁虚而泄，故致盗汗。其治疗以温补为主，阳回则卫表自固而汗自止。

方中用附子合淫羊藿、仙茅温运肾阳，以振奋诸脏阳气，同时妙在燮理阴阳，调和气血，用肉桂引火归元，息无根之火，助以龙牡滋潜，镇安已返之阳，勿使再浮。阳复阴应，阴阳交济，还需炒白芍、五味子、碧桃干酸收敛降之品，敛肝敛肺，滋肾生津，收汗涩精，且能摄气归元。盖温阳之中加以收敛，乃得阴阳交济之功。且方中碧桃干乃民间治疗盗汗之达药；而方中附子伍黄芪为"芪附汤"，亦治自汗、盗汗之名方，其中附子既可温里，又能固表，不但能温里以固表，且能固表以温里，但附子只能温气，黄芪乃能补气，黄芪协附子，既能补气，又能温气，附子大能通达上下，可升可降，可表可里，随所伍而异其用也。诸药合用，燮理阴阳，调和气血，温敛并用，故可治阳虚之汗证。

【注意事项】方中制附片宜另包，先煎 2 小时；煅龙骨、煅牡蛎宜布包先煎。

【用方经验】朱良春用此方治疗阳虚盗汗，此型盗汗并不少见，多伴有畏寒肢冷，脉虚无力，汗出则身滑肤凉，应与阴虚盗汗的汗出较少而黏腻，心烦、口干、午后或夜间身热、舌质红、脉细数等症状相鉴别。

疑难杂症国医圣手时方

第四节　疲　乏

疲乏是一种以主观上自觉精神疲倦、困乏无力，客观上虽然肢体活动正常，但失去完成平时正常工作量的能力为主要特征的常见症状。疲乏的出现，中医认为乃因外感六淫、疫毒，正气为外邪所困，或劳倦内伤，阴阳气血亏虚，心神、肢体失于温养所引起。

益气疏肝汤（娄玉钤经验方）

【组成】黄芪 30 g，当归 6 g，桂枝 15 g，白芍 15 g，柴胡 9 g，黄芩 6 g，清半夏 9 g，香附 15 g，陈皮 9 g，甘草 6 g，生姜 3 片，大枣 5 枚。

【功效】益气养血，疏肝解郁，祛痰化瘀。

【主治】慢性疲劳综合征。

【加减】血虚甚，加熟地黄 20 g，首乌藤 30 g；气虚，加太子参 20 g，白术 15 g；脾虚明显，加茯苓 15 g，白术 15 g；肾虚明显，加何首乌 20 g，熟地黄 15 g；气郁甚，加郁金 12 g，川芎 12 g；阴虚明显，适当加地黄、麦冬、玄参等。

【方解】方中黄芪、当归益气养血，为主药；桂枝、白芍温阳通络，滋阴生血，使阴阳双补；柴胡、黄芩、清半夏调和阴阳，疏肝解郁；陈皮、清半夏燥湿化痰，理气和中；大枣、甘草益气健脾和中，调和诸药；生姜既助清半夏、陈皮化痰和中，又可制约清半夏之毒性。诸药合用，共奏益气养血、疏肝解郁、祛痰化瘀之效。

【注意事项】心烦易怒、口干口苦、大便干结、舌质红者，非此方所宜。

【用方经验】娄玉钤用此方治慢性疲劳综合征，认为该综合征主要以气虚、肝郁气滞为主，兼有血虚、痰瘀，故治宜益气养血、疏肝解郁。由于该方以黄芪益气、柴胡疏肝为主，故名为益气疏肝汤，乃治疗慢性疲劳综合征的基础方。在兼夹痰湿、血瘀、郁热等标实之证时，要注意扶正不碍邪、祛邪不伤正，补气时慎用容易引起气滞的药物如人参、党参等，避免使用损伤脾胃的药物，且理气药不易过多，以免加重气虚。并认为此病的发生和现代人们的生活方式、工作压力有关，故在使用药物治疗的同时要注意调护预防，嘱患者保持健康的生活方式，适当进行体育锻炼，饮食科学合理，多参加一些社交活动，减轻工作压力，才能尽快康复；此外，在治现病的同时，要注意治未病，加强病情教育，防止焦虑、抑郁的发生，避免由于免疫功能下降导致其他疾病的发生，在有感染或其他疾病出现时要给予积极的治疗干预。

第五节　肥　胖

肥胖是一种以脂肪积聚过多，致使体重缓慢增加，超过标准体重 20% 以上为主要特征的常见症状。肥胖的出现，中医认为乃在先天禀赋因素、过食肥甘、久卧久坐、少劳、药物损害等作用下，导致脾胃失健，运化不足，痰浊、脂膏沉积所引起。

理脾健运汤（李振华经验方）

【组成】白术 9 g，茯苓 15 g，泽泻 12 g，玉米须 30 g，桂枝 6 g，半夏 9 g，厚朴 9 g，砂仁 6 g，木香 6 g，山楂 15 g，鸡内金 9 g。

【功效】温中健脾，祛痰利湿。

【主治】肥胖病之脾虚失运、精微瘀积证。症见身体逐渐肥胖，四肢沉重无力，梦多，健忘，腹胀，便溏或便秘，夏季畏热多汗，头晕头沉，妇女可见白带多，月经量多错前，舌质淡胖、边有齿痕，苔白腻，脉濡缓。

【加减】若妇女白带多者，加芡实 15 g；白带色黄者，加黄柏 9 g；经期量多，暂去桂枝、山楂，加三七 3 g，黑地榆 12 g。肥胖日久，肢体肿胀不消，皮肤色暗，口唇舌质发紫，脉细涩者，去玉米须、半夏，加桃仁 9 g，丹参 24 g，莪术 9 g。

【方解】本方所治肥胖乃因脾失健运，水谷精微排泄输布失常，水湿不化，脂肪代谢障碍所致。其治疗重在温中健脾，增强机体运化、排泄水湿的能力。

方中白术、茯苓、泽泻、玉米须健脾利湿；桂枝振奋脾阳，通阳利湿，助膀胱气化；增强机体运化、排泄水湿的能力；半夏、厚朴、砂仁、木香理气导滞，燥湿祛痰；山楂、鸡内金消积化滞。诸药合用，共奏温阳健脾、祛痰利湿之作用。

【注意事项】在服药期间，要适当控制高脂肪、高蛋白等富于营养的食品，并加强运动锻炼。

【现代研究】方中白术、茯苓、桂枝能增加水的排泄；泽泻具有利尿、降低血清胆固醇含量、抗动脉粥样硬化、抗脂肪肝等作用；玉米须有利尿和降血脂作用；山楂有明显降低血脂作用。

【用方经验】李振华用此方治疗肥胖之脾虚失运、精微瘀积证，认为该病以内因为主，患者貌似健壮，实则为机体排泄失常、代谢障碍之虚证。"脾主运化水谷之精微""诸湿肿满皆属于脾"，其发病机制首先在脾，肥人多湿多痰，亦即脾虚所致。其治疗当以内因为主，以实脾为先，脾健则可以增强机体运化、排泄水湿的能力，从而取得减肥的疗效。

益气消胀汤（李振华经验方）

【组成】黄芪 30 g，党参 12 g，白术 9 g，茯苓 15 g，泽泻 12 g，桂枝 6 g，白芍 12 g，砂仁 6 g，厚朴 9 g，酸枣仁 15 g，九节菖蒲 9 g，细辛 5 g，炙甘草 6 g。

【功效】健脾益肺，化痰消胀。

【主治】肥胖病之属肺脾气虚、痰湿内停证。症见身体肥胖，面黄少华，倦怠懒言，动则气短，语言无力，时自汗出，畏风怕冷，食少胃满，面及四肢浮肿，劳则加剧，易于感冒，舌质淡胖、苔白微腻，脉细弱。

【加减】若有血瘀症状者，加丹参、莪术、鸡血藤。

【方解】本方所治肥胖乃因脾虚及肺，肺脾气虚，日久导致营血亦虚所致。患者除肥胖无力、浮肿懒动等气虚症状外，因营血亦虚，心神失养，还可见心悸、失眠多梦等症状。

方中黄芪、党参、白术、茯苓、泽泻、炙甘草补肺益气，健脾利湿；桂枝、白芍温中补虚，协调肝脾；厚朴、砂仁行气导滞；九节菖蒲、酸枣仁养心安神；细辛扶阳通肾。诸药合用，扶正固本，增强机体代谢功能。

【注意事项】在服药期间，要适当控制高脂肪、高蛋白等富于营养的食品，并加强运动锻炼。

【现代研究】方中黄芪有增强机体细胞生理代谢、利尿作用；白术、茯苓、桂枝能增加水的排泄；泽泻具有利尿、降低血清胆固醇含量、抗动脉粥样硬化、抗脂肪肝及减肥等作用；酸枣仁有降低血脂、抗动脉粥样硬化作用；细辛有增强脂质代谢作用；甘草具有利尿、降血脂和抗动脉粥样硬化等作用。

【用方经验】李振华用此方治疗肥胖之肺脾气虚、痰湿内停证，若腹胀明显者，加焦麦芽、谷芽以化滞消胀；脾虚肝热者，加栀子、荷叶、莲子心醒脾清热。治疗同时亦需注意生活调摄。须节制饮食，勿嗜酒及肥甘，多食杂粮蔬菜，重视运动锻炼。李振华认为治疗肥胖症以降低体重、提高健康为原则，尤其不能影响健康，甚至出现其他病症，因而在治疗上不能盲目用泻法，虽可使体重短时间内下降，但泻下药可损伤脾胃，停药后不仅脾之运化功能更弱，反使体重增加，亦可能出现其他疾病。故运用泻法治疗肥胖症需审慎，只有在痰湿化热、腑实便秘情况下应用。同时用药亦不可伤胃，造成食欲下降，此时虽可使纳食减少而体重下降，但损伤胃气又可变生他病。故在治疗肥胖症时强调处方用药需既顾护脾胃，又能达到减轻体重的目的。

滋阴活瘀减肥汤（李振华经验方）

【组成】蒸何首乌 20 g，枸杞子 15 g，丹参 20 g，牡丹皮 10 g，赤芍 15 g，桃仁 10 g，莪术 10 g，郁金 10 g，山楂 15 g，鸡内金 10 g，草决明 15 g，荷叶 30 g，泽泻 18 g，琥珀（分 2 次冲服）3 g。

【功效】滋阴清热，利湿活血。

【主治】肥胖病之属阴虚内热、湿阻血瘀证。症见肥胖，面色晦暗，头晕目眩，耳鸣健忘，动则气短，畏热烦燥，腰腿酸痛，食旺便秘，失眠盗汗。

【加减】若头晕耳鸣、畏热烦躁等症状消失者，去鸡内金、草决明、荷叶、琥珀，加茯苓 20 g，薏苡仁 30 g，石菖蒲 10 g。

【方解】本方所治肥胖乃因阴虚内热、湿阻血瘀所致，此证临床较为少见，其治疗较为棘手，通常滋阴易助湿，利湿易伤阴，清热易伤脾，脾伤更易胖。

方中蒸何首乌、枸杞子合牡丹皮、赤芍，滋阴养肝，清热凉血，何首乌兼具润肠通便之功。丹参、桃仁、郁金、莪术活血行气化瘀。重用泽泻渗湿泄热。琥珀利尿活血散瘀。

山楂酸甘微温，有消肉食、化积滞、除脂祛膏、活血散瘀之效。鸡内金宽中健脾、消食磨谷。荷叶生发脾胃清阳，利湿降脂，《本草纲目》曰："其生发元气，裨助脾胃，涩精浊，散瘀血，清水肿。"戴原礼《证治要诀》曰：荷叶服之，令人瘦劣，单服可以消阳水浮肿之气。草决明入大肠经，能清热润肠通便，荷叶和草决明合用，一升一降，生清降浊。诸药配合，滋阴不助湿，利湿不伤阴，清热不伤脾，故适宜于肥胖之阴虚证。

【注意事项】在服药期间，要适当控制高脂肪、高蛋白等富于营养的食品，并加强运动锻炼。

【现代研究】方中何首乌在体外能与胆固醇结合，在肠道可减少胆固醇的吸收，并能促进胆固醇代谢，阻止胆固醇在肝内沉积，阻止类脂质在血清滞留或渗透到动脉内膜，减轻动脉硬化；枸杞子有降血脂、抗脂肪肝作用；丹参、草决明均有降低胆固醇、甘油三酯和抑制动脉粥样斑块形成等作用；郁金有减轻主动脉及冠状动脉内膜斑块的形成及脂质沉积作用；山楂有明显降低血脂作用；荷叶有降血脂、减肥作用；泽泻具有利尿、降低血清胆固醇含量、抗动脉粥样硬化、抗脂肪肝及减肥等作用。

【用方经验】李振华用此方治疗肥胖之阴虚内热、湿阻血瘀证，其重点在于养阴，对肥胖而伴高血压者尤为相宜。

第六节 浮 肿

浮肿是一种因组织间隙过度积液而使体重迅速增加，全身或局部呈凹陷性或非凹陷性水肿，皮肤绷紧，排出积液后水肿减轻为主要特征的常见症状。浮肿的出现，中医认为乃因外邪、劳倦、饮食失调，影响肺、脾、肾及三焦功能，气化不利，水液潴留，泛滥肌肤所引起。

宣肺利水汤（张琪经验方）

【组成】麻黄 15 g，生石膏 50 g，苍术 15 g，杏仁 15 g，生姜 15 g，玉米须 50 g，西瓜翠衣 50 g，滑石 20 g，木通 15 g，大枣 3 枚，甘草 10 g。

【功效】宣降肺气，利水消肿。

【主治】肺失宣降、水道失调、水湿泛滥

之证。症见水肿，头面肿甚，咳嗽，气促，胸闷，小便不利，舌苔白腻，脉滑。

【方解】本方所治浮肿乃因肺失宣降通调，不能通调水道，风遏水阻，风水相搏所致。风邪袭表，肺失宣降，水道失于通调，水液潴留体内，泛滥肌肤，故见水肿，身体重痛酸沉，小便不利；风为阳邪，其性轻扬，风水相搏，故头面肿甚；肺气不宣，则咳嗽，气促；脾为湿困，阳气不得舒展，故见胸闷；舌苔白腻，脉滑为水湿之征。其治疗宜以宣肺利水为主。

方中用麻黄宣散肺气，石膏解肌清热，苍术健脾燥湿，苦杏仁利肺气，生姜宣散发表，玉米须、西瓜翠衣、滑石、木通利水清热，助麻黄、石膏宣发肃降，通调水道，大枣、甘草健脾气，助脾运化水湿。诸药合用，共奏宣肺利水之功，上源开则水道通而浮肿自消。

【注意事项】方中石膏、滑石宜布包，木通宜用川木通。

【现代研究】方中麻黄有显著的利尿作用，可以与扩张肾血管，引起肾血流量增加有关；苍术能显著增加钠和钾的排泄；玉米须、木通有利尿作用。

【用方经验】张琪将此方用于治疗肺失宣降所致水肿，若伴咽痛者，加连翘、蝉蜕；气喘不能平卧者，加桑白皮、葶苈子。

开郁消胀汤（吕承全经验方）

【组成】郁金 15 g，三棱 15 g，莪术 15 g，丹参 30 g，炒麦芽 30 g，肉苁蓉 10 g，淫羊藿 15 g，巴戟天 10 g，大黄 10 g。

【功效】开郁消胀，化瘀消肿，补益肾气。

【主治】瘀胀症。症见周期性浮肿，或轻度凹陷性水肿，腹胀，全身瘀胀不适，腰酸乏力，夜尿频多，喜叹息，情绪易波动，烦躁易怒，或抑郁寡欢，月经前加剧，劳累、生气易诱发或加重，舌质暗红，有瘀斑点，苔薄白，脉沉细无力。

【加减】若胁肋胀痛，烦躁易怒，腹胀嗳气者，加柴胡、白芍、青皮、枳壳、半夏之

类疏肝理气；脾胃虚寒，大便溏泄者，去大黄，加山药、炒白术、薏苡仁、茯苓、泽泻健脾利水；神疲胸闷，心悸气短者，加党参、麦冬、五味子补益心气；失眠健忘，心悸怔忡者，加炒酸枣仁、柏子仁、何首乌养血安神；脘腹胀闷，纳食减少，嘈杂嗳气者，加砂仁、炒麦芽、鸡内金消积除胀；头晕目眩者，加夏枯草、珍珠母、白芍、川芎、制白附子清热平肝；颜面潮红，五心烦热，烦躁出汗者，加知母、黄柏、淡竹叶清热除烦；舌有瘀斑，瘀肿较重，或行经腹痛，经下瘀血者，加泽兰、川牛膝、桃仁、红花、香附逐瘀通经；伴有甲状腺功能减退者，加浙贝母、海浮石、桃仁、红花之类软坚散结。

【方解】此方所治浮肿乃因郁而瘀，因瘀而影响水液代谢所致。其治疗宜以开郁消胀，化瘀消肿为主。

方中用郁金，性味辛苦寒，入心、肺、肝经，历代医家认为其行气解郁能力甚强，既破有形之血瘀，又散无形之气郁，具有行气解郁，祛瘀止痛，凉血清心，利胆退黄之功，故称其为"郁中之金"，为方中主药。三棱性味苦、平，入肝、脾经，具有破血祛瘀，消积止痛作用；莪术性味苦辛温，入肝、脾经，功效破血祛瘀，消积止痛。自古以来，许多人误解三棱、莪术，认为三棱、莪术药性猛烈，视为畏途，不敢轻用。张锡纯认为：此二药为化瘀血之要药，性非猛烈而建功甚速，若细审二药之区别，化瘀之力三棱优于莪术，理气之力莪术优于三棱。故方中辅以三棱、莪术之意，在于理气活血，化瘀消肿。佐以丹参，其性味苦而微寒，入心、心包经，主要功效为活血祛瘀，养血安神，凉血等，功同四物，既可助三棱、莪术活血祛瘀，又可养血安神；佐以大黄，其性味苦寒，入脾、胃、大肠、心包、肝经，能攻积导滞，泻火凉血，逐瘀通经，既可消积导滞，又可化瘀散结；佐以炒麦芽，性味咸平，入脾、胃经，既可消食化滞，又善疏肝气、回乳。为防攻伐太过，损伤正气，于方中反佐肉苁蓉、淫羊藿、巴戟天。其中肉苁蓉性味甘咸温，入肾、大肠经，能补肾助阳，润肠通便；淫羊藿性味辛温，入肝、肾经，能补肾助阳，祛

疑难杂症国医圣手时方

风除湿；巴戟天性味辛甘微温，入肾经，能补肾助阳，祛风散寒湿。后三味药均属温而不燥，补而不腻之品，意在补益命门之火，以壮元阳，温煦五脏。诸药合用，于破寓补，使之破而不伤正气，补而不滞经脉，补破结合，针对瘀胀为主要表现的病证可收到调补肾气、开郁消胀、化瘀消肿之功效。

【注意事项】忌食辛辣、油腻食物，忌生气。宜食低盐清淡食品。

【现代研究】方中郁金、丹参有降低血脂和抗动脉硬化作用；麦芽有抑制催乳素分泌作用，因催乳素增多可使周围毛细血管基底膜增厚，通透性增强，致蛋白等渗出血管外而形成水肿；肉苁蓉、淫羊藿、巴戟天均能调节内分泌，其中肉苁蓉能增强下丘脑-垂体-卵巢促黄体功能，淫羊藿能增强下丘脑-垂体-性腺轴及肾上腺皮质轴；大黄具有降血脂、减肥和抑制炎症的渗出、水肿等作用。

【用方经验】吕承全将此方用于治疗瘀胀，类似于西医的特发性水肿、绝经期综合征、高脂血症、甲状腺功能减退症、冠心病、消化不良等，其中应用最多者是特发性水肿，治疗该病，若两胁胀满较甚者，加柴胡、川楝子；腹胀甚者，加厚朴、枳壳；关节痛者，加威灵仙；腰酸痛者，加炒杜仲、牛膝；尿频、尿热、尿痛者，加猪苓、瞿麦、石韦、蒲公英；水肿甚者，加茯苓皮、泽泻。蒋岚曾用此方加淡竹叶 10 g，治疗特发性水肿 40 例，同时与用氢氯噻嗪、谷维素等西药的 40 例相对照，两组总有效率分别为 97.5%、77.5%，组间比较 $p < 0.01$。

肾病汤（李晏玲经验方）

【组成】黄芪 30 g，党参 12 g，石韦 15 g，白茅根 15 g，玉米须 15 g，川芎 12 g。

【功效】益气利湿，活血化瘀。

【主治】小儿水肿。

【加减】蛋白尿多者，加蝉蜕 10 g，土茯苓 20 g；尿中红细胞多者，加茜草 10 g，肉苁蓉 10 g，墨旱莲 15 g；尿中白细胞多者，加金钱草 15 g，车前草 15 g，蒲公英 15 g；水肿甚者，加茯苓 15 g，薏苡仁 15 g；舌苔厚腻者，加藿香 10 g；苔黄厚腻者，加黄柏 9 g，龙胆 6 g，瓜蒌 15 g；水肿消退后出现阴虚者，如舌刺明显，下午两颧发热等，加女贞子、知母、枸杞子各 10 g；血中白细胞增多者，加金银花、蒲公英各 15 g；白细胞减少者，加当归、阿胶、黄精各 10 g，鸡血藤 15 g；血中胆固醇持续增高不退者，加决明子 15 g，何首乌 10 g；蛋白消失后 2 周，加生黄芪 15~30 g，石韦、玉米须各 30 g。

【方解】方中用黄芪、党参健脾益气；石韦、白茅根、玉米须利湿清热；川芎活血化瘀。全方共奏益气利湿之剂。

【注意事项】宜食低盐清淡食品。

【现代研究】方中黄芪具有调节免疫、利尿、增加肾小球毛细血管血运、降低尿蛋白等作用；党参有增强免疫作用；石韦有利尿作用；白茅根有利尿、降低血管通透性等作用；玉米须有较强的利尿作用，还能抑制蛋白质的排泄；川芎有降低尿蛋白、抑制新月体形成及肾小球纤维化等作用。

【用方经验】李晏玲用此方治疗小儿水肿，类似于西医的急性肾小球肾炎、慢性肾小球肾炎急性发作、肾病综合征等，在浮肿消退后，仍要坚持守方久服，以巩固疗效。

化痰通络方（张磊经验方）

【组成】清半夏 10 g，陈皮 10 g，茯苓 30 g，炒枳实 10 g，竹茹 10 g，泽泻 15 g，丝瓜络 30 g，忍冬藤 30 g，生甘草 6 g。

【功效】化痰通络。

【主治】痰、湿、热、瘀阻，水液失于输布成为郁胀，有水肿之象者。

【方解】本方乃温胆汤加减而成。方中用半夏、竹茹化痰通络；陈皮、枳实理气通络；茯苓、泽泻、丝瓜络利湿通络；忍冬藤清热通络；甘草调和诸药。诸药配合，共奏化痰利湿、行气通络之效。

【注意事项】因脾虚而有腹胀、便溏、神疲见症者非此方所宜。

【现代研究】方中陈皮有抑制血管通透性、减轻炎症反应等作用；茯苓、枳实均有利尿作用；泽泻有利尿、抗肿胀作用；甘草镇痛、抗炎作用。

【用方经验】张磊用此方治疗浮肿，乃因痰、湿、热、瘀郁阻，水液失于输布所致，此证具有肿胀而按之凹陷、小便量减少等特征。

疑难杂症国医圣手时方

第二章 神经精神疑难杂症

第一节 昏 迷

昏迷是一种以意识丧失和随意运动消失、对刺激不起反应为主要特征的常见症状。昏迷的出现，中医认为乃因热毒、痰浊、风邪、瘀血阻蔽清窍，阴阳逆乱，神明被蒙，或气血虚耗，阴阳衰竭，清窍失养，神无所依所引起。

回苏散（何世英经验方）

【组成】犀角 1 g，牛黄 0.3 g，麝香 0.3 g，龙涎香 0.3 g，薄荷 0.3 g，朱砂 1.6 g，琥珀 3 g。共研为细末，瓶装密封。儿童每日服 1.2～2.4 g，小儿每日服 0.6～1.6 g，温开水灌服。

【功效】清热解毒，清心通窍。

【主治】温病高热、神志不清、痰热互结之实热证。

【方解】本方是治疗小儿痰热惊风、高热不退、神志昏蒙、惊厥不安的有效方剂。方中用牛黄、犀角清心肝二经之热，凉血解毒；薄荷疏肝解表，引邪热自肌表外达；麝香、龙涎香豁痰开窍，香窜醒脑；朱砂、琥珀清热镇惊定志。诸药合用，共奏清热解毒、豁痰开窍、清心醒脑之效。

【注意事项】方用犀角可以用水牛角代替，麝香用冰片代替。

【现代研究】方中犀角有解热、镇惊作用；牛黄具有镇静、抗惊厥、解热、抗炎、抗病毒等作用；麝香能明显缩短睡眠时间，对中枢神经小剂量兴奋，大剂量则抑制，能提高中枢神经系统对缺氧的耐受能力，并有抗炎作用；薄荷有兴奋中枢神经和抗病原微生物作用；朱砂有镇静、催眠和抗惊厥作用；琥珀有抗惊厥作用。

【用方经验】何世英用此方治疗痰热上扰所致的高热、昏迷，常见于流行性乙型脑炎、散发性脑炎等病，通常在煎剂的基础上加用，具有良好的退热、促醒作用。

急症回春丹（郭振球经验方）

【组成】苍术 60 g，雄黄 21 g，沉香 18 g，丁香 30 g，木香 30 g，郁金 30 g，蟾酥 12 g，麝香 9 g，冰片 9 g。共研为细末，水泛为丸，加飞净朱砂为衣。每次 0.5～1.0 g，温开水灌服。

【功效】芳香开窍，理气醒神。

【主治】一切痧疫昏迷，脑病如脑出血、脑梗死、脑肿瘤、脑脓肿、癫痫等所致昏迷，传染病如脑膜炎、脑型疟疾等所致昏迷、惊厥者。

【方解】本方是治疗昏迷、晕厥和惊厥的急救苏醒剂，其病机是邪浊、痰瘀、疫毒之邪袭于窍络，蒙蔽心宫而成，临床也称为闭证。其治疗以醒脑开窍为主。

本方是雷少逸《时病论》治痧极妥的痧疫回春丹加味而成，方中用苍术、雄黄、冰片避秽、解毒而通诸窍；沉香、丁香、木香芳香利气、顺气、降气；配郁金、麝香开窍启闭，蟾酥强心、镇痛，苏醒神志，故可收强心醒脑、开窍利气之效。

【注意事项】方用木香以用川木香为宜。此方为闭证而设，脱证慎用。

【现代研究】方中苍术有镇静、抗痉挛等作用；雄黄、木香有抗病原微生物作用；蟾酥具有兴奋呼吸、兴奋中枢神经系统、强心及抗炎等作用；麝香能明显缩短睡眠时间，对中枢神经小剂量兴奋，大剂量则抑制，能提高中枢神经系统对缺氧的耐受能力，并有抗炎作用；冰片有抑菌、抗炎和增加血-脑屏障通透性等作用。

【用方经验】郭振球用此方治疗昏迷之闭证，认为其功效类似于安宫牛黄丸、紫雪丹、至宝丹，都具有开窍醒脑作用。尤其治疗痧疫昏迷，作用较佳。

疑难杂症国医圣手时方

第二节 精神异常

精神异常是一种以抑郁（精神抑郁、表情淡漠、沉默痴呆、语无伦次、静而多喜）、躁狂（精神亢奋、狂躁不安、喧扰不宁、骂詈毁物、动而多怒）、谵妄（在意识模糊基础上，出现定向力障碍，对时间、地点、人物分辨不清，有大量的幻觉、错觉、情绪紧张与精神运动性兴奋，昼轻夜重）为主要特征的常见症状。精神异常的出现，中医认为乃因六淫、痰浊、瘀血内阻，蒙蔽清窍，或阴阳气血虚耗，清窍失养所引起。

珠母补益方（张阶平经验方）

【组成】珍珠母 60 g，龙骨 30 g，炒酸枣仁 10 g，五味子 6 g，女贞子 15 g，熟地黄 15 g，白芍 12 g。

【功效】育阴潜阳，养血宁神，益肾固精。

【主治】精神异常病症。

【加减】肝火、痰火偏重而见头痛目热眵多者，加夏枯草、菊花、竹茹；偏重于心脾虚而见纳差、肢倦、心悸、懒言、惊而不寐者，加党参、茯神、乌豆衣。

【方解】方中珍珠母味甘咸性寒，入心、肝经，功能滋肝阴，清肝火，潜阳安神，可治癫狂、惊厥、眩晕、耳鸣、心悸、小儿惊搐等病，涉及神志病者，非此药不可，故为主药，且重用；龙骨平肝潜阳，镇惊固涩；酸枣仁宁心安神；五味子敛肺滋肾，涩精止泻，生津敛汗；熟地黄补血滋阴；白芍养血柔肝止痛，平肝潜阳滋阴；女贞子滋肾益肝，乌须明目。共奏育阴潜阳、养血宁神、益肾固精之效。

【注意事项】方中珍珠母、龙骨宜布包先煎。

【现代研究】方中龙骨、酸枣仁均有镇静、催眠、抗惊厥作用；五味子主要影响皮层的内抑制过程，使内抑制过程加强和集中，产生正诱导，使分化更完善，增强兴奋与抑制过程的灵活性，并使两过程趋于平衡，从而提高大脑的调节功能；女贞子有降血脂、抗动脉硬化作用；熟地黄具有镇静催眠作用；白芍具有镇静、镇痛作用。

【用方经验】张阶平用此方治疗各种精神异常病症，可见烦躁狂妄、喃喃独语、语无伦次、答非所问等症状，常见于精神分裂症、癔病等。

第三节 痴 呆

痴呆是一种对大脑发育基本成熟、智能发育正常者出现以全面的智能减退，并且缓慢起病，进行性加重，观察、记忆、思维、想象及操作能力下降，日常生活逐渐懒散，不主动料理清洁卫生，不能适应正常家庭及社会生活为主要特征的常见症状。痴呆的出现，中医认为乃因先天禀赋不足，或老年精气亏虚，或情志失调、外伤、中毒等因素，导致虚、痰、瘀互为影响，髓减脑衰，或清窍被蒙所引起。

回春饮（夏翔经验方）

【组成】黄芪、川芎、葛根、麦冬、制何首乌、锁阳、石菖蒲、制南星。

【功效】益气活血，育阴助阳，化痰醒脑。

【主治】老年痴呆、脑血管疾病所致之头

目掉眩、神萎痴呆、精神淡漠、健忘乏力、反应迟钝、行走不利、胸闷气短等症。

【加减】症见面色萎黄、神疲气短、心悸者，增加黄芪用量，加当归、白芍；症见腰膝酸软、头晕耳鸣者，加生地黄、杜仲、山茱萸；症见烦躁易怒、目赤口苦者，加天麻、钩藤、石决明、黄芩、钩藤；症见胸闷泛恶、头重如裹、苔厚腻者，加天竺黄、白附子、白术、礞石。

【方解】老年痴呆为本虚标实之证，本虚以气虚（兼有阴虚、阳虚、血虚）、肾虚（可兼有他脏之虚）为主，标实以血瘀、痰浊为多。因人至老年，肾气渐衰，肾精亏损，髓海空虚，脑失充养，神明无主，则头晕、健忘、神呆仍作，正如《灵枢》所述："髓海不足，则脑转耳鸣，胫酸眩冒，目无所见，懈怠安卧。"另一方面，又因脏腑虚亏，气血不足，以致气滞血瘀，痰浊蕴留，阻滞于脑，则蒙蔽神明，发展为阿尔茨海默病。总之，老年痴呆的病机为肾元亏损，阴阳两虚，气虚瘀滞，痰浊阻窍。根据老年痴呆本虚标实的病机特点，宜用标本兼治之法。

方中以生黄芪为主，能补益升提脑气、髓气、肾气；配以制何首乌、锁阳以调补肾阴肾阳；麦冬、葛根以增强补阴生津之功；佐以川芎、石菖蒲、制南星可活血化瘀，祛痰降浊，醒脑开窍。全方共奏益气补元，活血化痰，开窍醒神之功。

【注意事项】在服药治疗的同时，尚应重视精神、起居、饮食的调养，加强患者大脑功能训练，如思维、语言、计算的训练，并配合体疗，以促使智力的恢复，延缓痴呆的发展。

【现代研究】方中黄芪能增强学习记忆能力，有利于大脑对信息的贮存作用；川芎对延脑呼吸中枢、血管运动中枢及脊髓反射中枢有兴奋作用，并能能显著减轻脑组织缺血性损害和神经系统功能障碍，使脑血流量显著增加，血管阻力下降，改善软脑膜微循环和流态，增加脑血管搏动性血容量；葛根使脑血流量增加，血管阻力降低，其作用随剂量的增加而增强；麦冬能提高耐缺氧能力；何首乌能显著增加脑和肝中蛋白质含量，降

低脑、肝、血等组织中超氧化物歧化酶（SOD）活性，从而体现抗衰老作用，并能降血脂和抗动脉粥样硬化；石菖蒲、制南星均有镇静和抗惊厥作用。

【用方经验】夏翔将此方用于治疗老年痴呆，其临床表现为：神情呆滞、头晕耳鸣，倦怠思卧，语言颠倒，记忆力、判断力减退，计算失误，语言表达及书写能力障碍，以及原有性格的改变，性情孤僻、喜怒无常等。在对100例患者进行证候分析之后提出：老年痴呆以气虚多见，占44%，其次为气阴两虚，占35.10%，即有气虚表现者实际占79.10%，从而强调补气在治疗中的重要性。常用剂量：黄芪30 g，川芎15 g，葛根30 g，麦冬15 g，制何首乌15 g，锁阳15 g，石菖蒲15 g，制南星12 g。

益肾通络颗粒（刘祖贻经验方）

【组成】黄芪30 g，淫羊藿15 g，枸杞子15 g，丹参15 g，山茱萸10 g，沙苑子10 g，生蒲黄10 g，石菖蒲10 g，郁金10 g，五味子10 g，山楂10 g。制成颗粒。每次6 g，每日3次，沸水冲服。

【功效】益肾补髓，通络醒神，促进记忆力。

【主治】脑萎缩、阿尔茨海默病、精神发育迟滞等之见神情呆滞、头晕健忘、腰酸尿频者。

【加减】若多睡者，加远志、葛根。

【方解】阿尔茨海默病因肾精亏虚，髓海失充，瘀血内阻，脑窍不通所致，以肾精亏虚为本，瘀血阻窍为标，所以其治疗的关键应以益气活血通窍为主，辅以益精充髓。

方中用淫羊藿、沙苑子、山茱萸补肾助阳；枸杞子、五味子补肾健脑、宁心安神；黄芪健脾益气，助气血生化之源；丹参、蒲黄活血化瘀通络；石菖蒲、郁金开窍醒神；山楂开胃。诸药配合，健脾益肾，填精补髓，安神健脑，活血通窍之效。

【注意事项】要长期服用。

【现代研究】方中黄芪能增强学习记忆能力，有利于大脑对信息的贮存作用；淫羊藿

能促进 DNA 的合成、促进蛋白质的合成，能通过调节线粒体的亚微结构而改善细胞能量代谢；丹参能扩张血管，改善微循环和流态，显著增加脑血流量；沙苑子能增加脑血流量，降低血管阻力；蒲黄有降低血脂和防治动脉粥样硬化作用；石菖蒲有镇静和抗惊厥作用；五味子主要影响皮层的内抑制过程，使内抑制过程加强和集中，产生正诱导，使分化更完善，增强兴奋与抑制过程的灵活性，并使两过程趋于平衡，从而提高大脑的调节功能；山楂有降血脂作用。

【用方经验】刘祖贻将此方用于治疗各种痴呆之因肾虚络瘀所致者，经较长期服用，可以改善患者的记忆力，提高生存质量。曾用来治疗老年性痴呆 86 例，并与脑复康 43 例相对照，结果表明益肾通络颗粒能改善患者智能障碍，有助于日常生活自理能力的恢复，有利于精神症状的减轻。

健脑益智丸（刘冠军经验方）

【组成】鱼鳔胶 20 g，龙眼肉 15 g，枸杞子 15 g，益智 15 g，菖蒲 15 g，鹿茸血 10 g，虾皮 20 g，柏子仁 15 g，紫菜 15 g，远志 15 g。共研为细末，制成蜜丸，每粒重 7 g。每次 1 粒，每日早晚各 1 次，温开水送服。

【功效】益智健脑，养心安神。

【主治】脑萎缩，智力低下，神志呆滞，老年痴呆症。

【方解】方中用枸杞子味甘气平，质地滋润，能健脑、益智，有治疗心神失养、润养五脏之力。龙眼肉味甘性温，入心、脾经，有养心安神、润五脏、补心血、宁神志之功。《神农本草经》曰："主五脏邪气，安志，厌食，久服强魂魄，聪明。"《开宝重定本草》曰："归脾而能益智。"《滇南本草》曰："养血安神，长智敛汗，开胃益脾。"菖蒲气薄清芬，味辛而温，有开心窍、通心神、安神醒脑之功，善辟秽涤痰，能畅心、怡心，治疗健忘、记忆力减退。《重庆堂随笔》曰："石菖蒲，舒心气，畅心神，怡心情，益心志，妙药也。"远志味苦性温，有益心气、安心神、止惊悸、开智慧之效。《本草纲目》曰："远志，其功专于强志益精，治善忘。盖精与志，皆肾经之所藏也。肾经不足，则志气衰，不能上通于心，故迷惑善忘。"柏子仁味甘性平，气香质润，有养心气、定心神、安五脏之效。《本草纲目》曰："养心气，润肾燥，安魂定魄，益智宁神。"因质润多脂，又有润肠通便之力。佐配鹿茸血益精血，补虚损；益智味辛苦，能健脾益智；虾皮甘、咸，性温，有补肾阳、通血脉、益阴血之功效；鱼鳔胶味甘性平，补肾益精。加之紫菜甘咸性寒，润补肝本，有健脑益智之功效。

【注意事项】对虾过敏者不宜用此方。

【用方经验】刘冠军用此方治疗各种痴呆，以丸剂缓图取效。

第四节 失 眠

失眠是一种以入睡困难、时常觉醒和晨醒过早，常伴睡眠不深与多梦，严重者通宵不寐为主要特征的常见症状。失眠的出现，中医认为乃因邪气扰乱，心神不宁，或脏腑亏虚，阴阳气血不足，心失所养所引起。

张琪经验方

【组成】大黄、黄连、黄芩、栀子、香附、柴胡、郁金、沉香、胆南星、半夏、礞石、石菖蒲、远志、酸枣仁、茯神、地黄、麦冬、玄参、百合、白芍。

【功效】疏畅气机，清泄肝火，涤痰安神。

【主治】顽固性失眠之因气郁、痰浊、热邪交织者。症见心中炽热失眠，心悸怔忡不宁，目赤颧赤，痉厥狂躁，多怒烦躁，大便秘，小便赤，舌质红少苔，脉弦滑实。

【方解】随着西医治疗的广泛普及，临床求治于中医的失眠患者，多为用西药治疗无效的顽固患者。大多病情迁延、缠绵难愈，临床辨证以心肝郁热较为多见。究其原因，起病日久，邪实阻滞，化火生热所致。心为肝之子，心肝火盛，相互肆虐，加之热邪内郁不得外泄，津液遇热化成痰浊，气郁、痰浊、热邪交织，郁而不得外达，扰于心神，此时既要清肝火，又要泻心，所谓实则泻其子，同时还要解郁化痰。

方中用大黄、黄连、黄芩、栀子苦寒泻心火；香附、柴胡、郁金、沉香疏散气郁；胆南星、半夏、礞石、石菖蒲化痰浊开窍；远志、酸枣仁、茯神养心安神；热炽伤阴，复用地黄、麦冬、玄参、百合、白芍以滋养阴液。全方共奏清心泻火，解郁化痰，养阴安神之功。

【注意事项】方中大黄宜后下，礞石宜布包先煎。

【现代研究】方中大黄有泻下作用；黄连能降低自发活动，延长睡眠时间；黄芩有一定镇静作用，其作用可能与加强皮层抑制过程有关；栀子、石菖蒲、远志均具有镇静、延长睡眠时间作用；柴胡、白芍均具有镇静、镇痛作用；胆南星、半夏、百合均能延长睡眠时间；酸枣仁、地黄均具有镇静催眠作用。

【用方经验】张琪将此方用于治疗顽固性失眠，根据患者具有心火、肝火、痰热、伤阴等表现，故针对病机组方从四方面入手，看似药味繁多，实则配伍严谨，若服药后大便畅通，泻下污秽液，患者则往往能随之心情舒畅，烦躁不宁等症一泻而解。常用剂量：大黄10 g，黄连15 g，黄芩15 g，栀子15 g，香附20 g，柴胡10 g，郁金20 g，沉香3 g，胆南星15 g，半夏15 g，礞石10 g，石菖蒲15 g，远志10 g，酸枣仁20 g，茯神15 g，地黄20 g，麦冬20 g，玄参15 g，百合30 g，白芍15 g。

周仲瑛经验方

【组成】酸枣仁、栀子、丹参、珍珠母、夏枯草、柴胡、延胡索、胆南星、半夏、知母。

【功效】养阴清心，敛阴平肝，疏肝解郁，清痰化瘀，化瘀安神。

【主治】失眠之因郁、痰、瘀、火诸邪交织者。

【加减】如见烦躁、面赤、尿黄、舌尖红之心火亢盛者，加黄连、莲子心以清心泻火；便秘者，加瓜蒌子、枳实理气通腑；头痛者，加苦丁茶清肝泻火；兼脾虚便溏者，加党参、焦白术、茯苓、炙甘草、山药益气健脾；肾督亏损，腰腿痛者，加熟地黄、淫羊藿、续断、狗脊、千年健、桑寄生益肾强筋骨；阴虚阳亢，头眩、面色潮红、目糊者，加炙鳖甲、牡蛎、石斛育阴潜阳，咸寒养阴，滋阴降火；耳鸣如蝉者，加磁石、五味子、路路通；痰瘀阻络，肢麻者，加木瓜、鸡血藤、炙僵蚕、炮穿山甲化痰祛瘀通络；手足心热者，加功劳叶、地骨皮滋阴清热。

【方解】人的寤寐由心神控制，有赖于营卫阴阳的和畅运行。正常情况下，昼日阳行于外则寤，入夜阳归于内则寐；阳气生长收藏的自然进行，是保证睡眠/觉醒正常节律的前提。这一自然进程一旦受到干扰，由阳入阴的途径受阻，则心神不能由动转静，从而引起失眠，这是失眠的基本病机。哪些因素可以导致由阳入阴的途径受阻呢？气行不畅则气郁，血脉不通则血瘀，津液不归正化则生痰，久郁不通则化火——郁、瘀、痰、火是引起失眠最为常见的病理因素。从病位分析，五脏皆与失眠有关，但其主病在心、肝二脏。导致失眠的主要病因常可互相影响，相兼为患；心肝脾肾之间，也可互相制约。因此，对于失眠的治疗，也应在分析病机特点，弄清病理因素的基础上，抓住主要矛盾，复法处方用药。心、肝、郁、瘀、痰、火是失眠辨治的着眼点。

方中治心，以酸枣仁养心阴、宁心神，以栀子泻心热、清心火，以丹参凉血清心、化瘀通络；治肝，以酸枣仁敛肝阴、益肝血，以珍珠母平肝潜阳，以夏枯草清泻肝火。针对病理因素，用柴胡、延胡索解郁散郁，用丹参活血化瘀、通利血脉，用胆南星、半夏清痰化痰，用知母、栀子、夏枯草清热泻火。

疑难杂症国医圣手时方

如此治疗，则主次兼顾，因势利导，各个击破，故可取安眠之效。

【注意事项】方中酸枣仁宜炒用，延胡索宜醋制，珍珠母宜布包先煎。

【现代研究】方中酸枣仁、延胡索均具有明显的镇静催眠作用；栀子、丹参均具有镇静、延长睡眠时间作用；柴胡具有镇静、镇痛作用；胆南星、半夏均能延长睡眠时间。

【用方经验】周仲瑛将此方用于治疗各种复合因素引起的失眠，认为在临症实践中，较单一的病机病证固然存在，但病证交叉相兼的情况更为多见。特别在当今生活条件下，社会、心理、环境、遗传、生物、物理、化学、药物等各种因素都可以成为导致人体疾病的原因；换言之，外感六淫、内伤七情、饮食劳倦等多种病因，可同时或先后侵袭机体，致使气血失调，多脏受损。因此，当今患者往往多病丛生，病因复合，证候复杂，机制多途，多种病因相兼。对于这一类疑难病证，常法小方便难以取效，必须用复法组方才能取得满意效果。常用剂量：酸枣仁30 g，栀子10 g，丹参10 g，珍珠母25 g，夏枯草10 g，柴胡5 g，延胡索15 g，胆南星10 g，半夏10 g，知母10 g。

半夏枯草煎（朱良春经验方）

【组成】姜半夏12 g，夏枯草12 g，薏苡仁60 g，珍珠母30 g。

【功效】化痰降逆，平肝安神。

【主治】顽固性失眠，尤宜于慢性肝炎久治不愈或误治或久服西药致长期失眠者。

【加减】肝血不足者，加当归、白芍、丹参；心阴不足者，加柏子仁、麦冬、琥珀（末吞）；心气虚者，加大剂量党参；有痰热之象者，加黄连；脾肾阳衰，健忘头晕，肢倦纳差，或兼夹阳痿者，加蜈蚣2条，鸡血藤45 g。

【方解】慢性迁延性肝炎或早期肝硬化患者，因久病或误治，临床见肝血肝阴两虚，或肝胃不和，或土壅木郁，胃失和降等因，导致心失所养，气机逆乱，肝阳偏亢，上扰神明，发为顽固失眠者屡见不鲜。此时治宜

化痰以降逆，平肝以安神。

本方乃《黄帝内经》半夏秫米汤加减而成。方中半夏化痰和胃，降逆安眠，为古今医家所重。夏枯草质轻性浮，轻清走气之品，有养阴疏肝，散结解郁之功。对慢肝正虚邪恋，羁久伤阴，以致肝血内涸，肝功能长期异常屡能获效，《本草通玄》谓之"补养厥阴血脉，又能疏通结气"。《重庆堂随笔》谓"散结之中，兼有和阳养阴之功。失血后不寐者服之即寐"。方中用半夏、夏枯草为对，既取"降其气，即所以敛其阳"之理，又取二药和阳养阴，均治不寐之功。加薏苡仁助半夏和胃除痰，胃和则心神安。珍珠母平肝，潜阳定惊，且有滋肝阴、清肝火之功。诸药合用，共奏化痰降逆、平肝安神之功。

【注意事项】方中珍珠母宜布包先煎。

【现代研究】方中半夏能延长睡眠时间；薏苡仁有一定镇静作用。

【用方经验】本方治疗顽固性失眠，半夏剂量对临床疗效举足轻重。吴鞠通有半夏"一两降逆，二两安眠"之说。治疗慢性肝炎不寐者，证属过用寒凉，土壅木郁，阳微饮聚，呕恶常作者，用此方加味，姜半夏均宜用60 g以上。如果证属素体虚弱，肝血肝阴因久病势成两虚或内涸之候，或心失所养，气机逆乱，肝阳偏亢者，及久病体虚，不堪重剂，大剂克伐者，或用药杂乱，致脾胃严重损伤者。此方中姜半夏慎用，只宜12 g。此方不仅用来治疗慢性肝病患者的顽固失眠，对于杂病中凡因胃失和降，气机逆乱，阴阳失调导致失眠者，用此方化裁亦均能取效。

甘麦芪仙磁石汤（朱良春经验方）

【组成】甘草6 g，淮小麦30 g，炙黄芪20 g，淫羊藿12 g，五味子6 g，磁石15 g，枸杞子12 g，丹参12 g，远志6 g，茯苓15 g。

【功效】调和阴阳，养心安神。

【主治】顽固性失眠之虚多实少、脾肾两虚或心脾两虚者。症见夜难入寐，或多梦易惊，或彻夜不眠。

【加减】彻夜不眠者，加蝉蜕5 g。

疑难杂症国医圣手时方

【方解】顽固失眠患者，这时单纯的养阴、安神、镇静药物已屡经应用，效果不佳，此时从调和阴阳入手，阳中求阴，每每奏效。

方中用甘麦大枣汤，仲景本治脏躁不寐。炙黄芪温补脾胃、气血，亦补心脾。淫羊藿补肾壮阳，祛风除湿，与黄芪相配，足以顾及调和阴阳，缓补、温补心脾，强壮肾阳。丹参、远志、茯苓、五味子、枸杞子，乃取安神定志，交通心肾，宁心安神，健脾滋肾。磁石辛咸平，镇惊安神，辛能散能润，咸为水化，能润下软坚，治足少阳、少阴虚火上攻不眠；咸以入肾，其性镇坠而下降，则浮火归原，心神自安。全方意取平缓，既无桂、附之刚燥，又无知、柏之苦滞，以调和阴阳为主，以达到养心安神之目的。

【注意事项】方中磁石宜布包先煎。

【现代研究】方中甘麦大枣汤能明显延长睡眠时间；黄芪、丹参、远志均具有镇静、延长睡眠时间作用；五味子主要影响皮层的内抑制过程；茯苓有一定的镇静作用。

【用方经验】使用此方治疗顽固不寐，可以据证加蝉蜕3～5 g，或加蜈蚣2条，均有增加疗效、缩短疗程的作用。

解郁化痰汤（欧阳锜经验方）

【组成】柴胡10 g，酒白芍15 g，郁金10 g，炒枳实10 g，法半夏10 g，陈皮10 g，竹茹10 g，酒川楝子10 g，炒酸枣仁15 g，甘草3 g。

【功效】疏肝解郁，化痰安神。

【主治】失眠症肝郁痰滞证。症见失眠多梦，精神抑郁，善太息，胸脘满闷，纳食减少，大便不爽，舌质淡红，苔白腻，脉弦滑。亦用于因抑郁症所致失眠者。

【加减】头晕者，加蒺藜；呃逆时作者，加刀豆壳、枇杷叶。

【方解】本方所治失眠乃因肝气郁结，津液不运而生痰，痰气中阻，上扰心神所致。其治宜以解郁化痰为主。

方中用柴胡、白芍、郁金、枳实、陈皮、川楝子疏肝和胃，理气解郁；法半夏、竹茹化痰降逆；酸枣仁养心安神；甘草理脾和胃，

调和诸药。诸药合用，共奏疏肝理气、化痰降逆、解郁安神之效。

【注意事项】服药期间宜配合开导情绪。

【现代研究】方中柴胡、白芍均具有镇静、镇痛作用；枳实有明显镇静作用；半夏能延长睡眠时间；酸枣仁具有明显的镇静催眠作用。

【用方经验】欧阳锜用此方治疗失眠之肝郁痰滞证，主要根据患者有明显的精神抑郁见症，用此方解郁安神为主，化痰为辅，郁解则眠安。

柔肝化痰汤（欧阳锜经验方）

【组成】白芍10 g，天麻10 g，蒺藜10 g，丹参12 g，酸枣仁15 g，炒枳实10 g，法半夏10 g，陈皮10 g，竹茹10 g，甘草3 g。

【功效】柔肝熄风，化痰安神。

【主治】失眠症肝虚痰郁证。症见失眠多梦，头晕目眩，胸脘满闷，肢体麻木，体胖，舌质淡，苔白腻，脉细滑。亦用于因脑动脉硬化、中风、高血压等病所致失眠者。

【加减】心烦易怒者，加黄连；血压高者，加苦丁茶。

【方解】本方所治失眠乃因肝血亏虚，心神失养，加之痰浊内蕴所致。该病虚实夹杂，其虚在肝血，血虚则失于濡养，心失其养则失眠多梦，上失其养则头晕目眩，外失其养则肢体麻木；其实在痰浊，痰浊阻遏于中则胸脘满闷，痰浊充溢于外则体胖。其治疗宜以养阴化痰为主。

方中用白芍、天麻、蒺藜养血柔肝，平肝熄风；丹参、酸枣仁清心养心，宁心安神；枳实、陈皮理气和胃；法半夏、茯苓、竹茹渗湿化痰；甘草调和诸药。诸药合用，共奏养血柔肝、熄风理气、化痰安神之效。

【注意事项】方中天麻宜另包后下。

【现代研究】方中白芍具有镇静、镇痛作用；天麻有明显的镇静、镇痛、抗惊厥和延长睡眠时间作用；丹参具有镇静、延长睡眠时间作用；酸枣仁具有明显的镇静催眠作用；枳实有明显镇静作用；法半夏能延长睡眠

疑难杂症国医圣手时方

时间。

【用方经验】欧阳锜用此方治疗失眠之肝虚痰郁证，此证多见于因脑动脉硬化、中风、高血压等病所致失眠者，通常在方中加用珍珠母、龙齿、磁石等重镇安神药物可以提高临床疗效。

王翘楚经验方

【组成】柴胡15 g，煅牡蛎30 g，煅龙骨30 g，天麻10 g，钩藤15 g，葛根30 g，郁金15 g，菖蒲10 g，白芍15 g，丹参30 g，合欢皮30 g，远志10 g。

【功效】平肝潜阳，活血安神。

【主治】失眠症的各种中医证型。

【加减】肝郁瘀阻者，加淮小麦、甘草、赤芍、川芎；肝阳上亢者，加桑叶、菊花、蒺藜；肝亢肾虚者，加淫羊藿、地骨皮、菟丝子；肝郁犯胃（或横逆），见胃部不适、胃胀、胃嘈等症状者，加瓦楞子、蒲公英、预知子或旋覆花、赭石；肝郁化火（风）者，加蝉蜕、僵蚕；肝郁犯心而见胸闷、心悸者，加瓜蒌、薤白或麦冬等。

【方解】失眠症往往因情志不悦、精神过劳或惊吓而诱发，患者过怒、过喜、过思、过悲等情志活动往往耗伤五脏的精气，使临床症状多样化、复杂化，故有五脏皆有不寐之说，但其根源不离于肝。因肝主情志、司疏泄，故临床当从肝论治，以治肝为中心。

方中柴胡、煅牡蛎、煅龙骨平肝潜阳，兼有疏肝之意；天麻、钩藤平肝熄风；葛根解肌；郁金、菖蒲解郁开窍安神；白芍、丹参活血柔肝；远志宁心安神；合欢皮安神解郁，能促进睡眠。全方共奏平肝潜阳、活血安神之效。

【注意事项】方中龙骨、牡蛎宜布包先煎。

【现代研究】方中柴胡、白芍均具有镇静、镇痛作用；牡蛎、丹参均具有镇静、延长睡眠时间作用；龙骨具有镇静、催眠和抗惊厥作用；天麻有明显的镇静、镇痛、抗惊厥和延长睡眠时间作用；钩藤、合欢皮均有镇静、抗惊厥作用；葛根能扩张冠状动脉血

管和脑血管，增加冠状动脉血流量和脑血流量。

【用方经验】王翘楚曾通过临床流行病学调查，发现当今失眠症患者与古籍记载不同，肝阳上亢、肝郁瘀阻是当今失眠症的基本病理特征，故予此方加减治疗各种失眠症，取得了较好疗效。提出在诊治失眠症的临床实践中要强调尊重自然界阴阳消长规律，嘱咐患者一定要早睡早起，一般晚上9点至凌晨5点或晚间10点至凌晨6点为正常睡眠时间，而其中夜间10点至凌晨3点则又是人的最佳睡眠时间，符合自然界阴阳消长规律，也符合现代脑电图深慢波睡眠的最佳时间。如果确因工作繁忙，不能满足正常睡眠时间，丢失了夜间10点至凌晨3点的部分最佳时间，那么应创造条件午睡半小时则大有好处，可补夜睡一小时，也符合中国人的传统生活习惯。提倡这样的作息时间可能是控制当今失眠症发病率居高不下的一项重要措施。

和营安寐汤（吕同杰经验方）

【组成】桂枝9 g，白芍18～24 g，黄芪30 g，党参30 g，茯苓30 g，麦冬30 g，当归15 g，酸枣仁24 g，柏子仁15 g，知母15 g，远志12 g，肉桂3 g，生姜9 g，大枣6枚，淮小麦30 g。

【功效】补气养血，和营安寐。

【主治】失眠之气血两虚证。症见失眠，头晕，神疲乏力，易惊心悸，纳呆，畏寒肢冷，时有肢体麻木，发热汗出，舌质淡，苔薄白，脉细弱。

【加减】如伴有心悸者，加生龙骨、生牡蛎各30 g；肾阳亏虚者，加制附子9 g，淫羊藿24 g；脾阳虚者，加干姜9 g；血虚甚者，加阿胶（烊），或用山楂核研极细粉冲服，每次9 g，每日1次。

【方解】本方所治之失眠乃因气血两虚所致，此即《景岳全书·不寐》所曰："无邪而不寐者，必营气之不足也，营主血，血虚则无以养心，心虚则神不守舍。"其治当以补养气血为主。

本方是桂枝汤合归脾汤加减而成，方中

用桂枝、白芍、生姜、大枣调和营卫以益心之损；黄芪、茯苓、淮小麦健脾以益心之气；麦冬、当归滋补以养心之血；酸枣仁、柏子仁、远志养心安神；知母清心除烦，监制诸药之温；肉桂温通心肾。诸药合用，以补养气血、调营安神为主，故宜于失眠之气血两虚者。

【注意事项】方中桂枝、肉桂均为辛温之剂，如果失眠而有心烦、口苦、舌质红等见症者，非此方所宜。

【现代研究】方中桂枝、肉桂均具有镇静、镇痛和抗惊厥作用；白芍、黄芪均具有镇静、镇痛作用；党参能降低自发活动；茯苓、大枣有一定的镇静作用；酸枣仁具有镇静催眠作用；远志具有镇静、延长睡眠时间作用。

【用方经验】此方选药偏温，虽然有麦冬、知母稍加监制，仍只适宜于有寒象者，这就是适宜病症中有形寒肢冷之一症状的原因。如果心烦、口苦、舌质红者，不能应用此方。

安眠汤（孙一民经验方）

【组成】首乌藤 15 g，合欢花 9 g，炒酸枣仁 12 g，龙齿 9 g，茯神 9 g，麦冬 9 g，石斛 12 g，珍珠母 30 g，白芍 9 g，夏枯草 9 g，朱砂 1 g，琥珀 1.5 g。

【功效】镇静安神。

【主治】失眠症。症见入睡困难，梦多，头昏，头胀，舌质红，脉细数。

【加减】如心血亏虚者，加丹参、当归；纳少者，加神曲、谷芽、麦芽、山楂；舌苔腻者，加陈皮、佩兰；大便结者，加瓜蒌子。

【方解】本方所治之失眠乃因阴虚阳亢所致，素体阴盛，兼因房劳过度，肾阴耗伤，不能上奉于心，水火不济，心火独亢；或肝肾阴虚，肝阳偏亢，火盛神动，心肾失交而神志不宁，皆致失眠。其治当以滋阴平肝、养心安神为主。

方中用首乌藤、合欢花、酸枣仁、茯神养心安神，夏枯草、白芍、珍珠母平肝清脑，石斛、麦冬养阴生津，龙齿、朱砂、琥珀镇

心安神。诸药合用，共奏养阴、平肝、宁心之效。

【注意事项】方中龙齿、珍珠母宜布包先煎。朱砂、琥珀宜研末冲服，其中朱砂因其为重金属，不能长期服用。

【现代研究】方中酸枣仁具有镇静催眠作用；白芍具有镇静、镇痛作用；朱砂具有镇静、镇痛和抗惊厥作用；琥珀能降低自发活动，延长睡眠时间。

【用方经验】用此方治疗失眠，适宜于有心烦、口苦、舌质红等症状者。方中朱砂可以拌茯神用，但不能久服。

健脑安眠汤（王多让经验方）

【组成】当归 15 g，川芎 10 g，红花 10 g，丹参 30 g，五味子 15 g，磁石 30 g，酸枣仁 15 g，青皮 10 g，炙甘草 10 g。

【功效】活血理气，祛瘀生新，养血安神。

【主治】各种失眠症。

【加减】心肝火旺者，症见心悸，烦热，失眠多梦，口咽干燥，头晕耳鸣，心中烦热，小便黄，舌质红，苔少，脉细数，可加灯心草 3 g，淡竹叶、蔓荆子、白芷各 12 g，朱砂 1.5 g，麦冬、玄参、菊花各 15 g。肝郁化火者，症见头晕，两胁胀痛，胸闷不舒，性急易怒，失眠多梦，舌质红，脉弦细，可加郁金、白芍各 15 g，川楝子 12 g，柴胡 9～15 g，栀子 9 g，朱砂 1.5 g。痰湿扰心者，症见头胀如裹而痛，失眠梦多，中脘胀满，恶心，痰涎盛，舌苔白腻，脉弦滑，可加茯苓、菊花各 15 g，法半夏 9～12 g，陈皮、竹茹、橘红各 9 g，蔓荆子、白芷各 12 g。心肾不交者，症见心悸心烦，失眠梦惊，虚烦，腰腿酸软，舌质红，脉细数，可加黄连、肉桂各 3 g，地黄、山茱萸、合欢皮各 15 g，远志、琥珀各 9 g。肝肾阴虚者，症见头晕目眩，视物模糊，失眠多梦，耳鸣，腰酸腿软，五心烦热，舌红少苔，脉弦细数，加菊花、知母、山茱萸各 15 g，蔓荆子、白芷、蒺藜各 12 g，白芍、制何首乌、桑椹各 15～30 g。心脾血亏者，症见头晕失眠，心悸，四肢无力，食

欲不振，面黄肌瘦，舌质淡苔薄，脉细弱，可加党参、黄芪各 15～30 g，焦白术、焦山楂、焦神曲、焦麦芽各 12 g，大枣 10～20 枚，茯苓、柏子仁各 15 g。

【方解】失眠的主要病机是机体的阴阳平衡失调，气血失和，脑海血流不充，脑髓失滋，神无所养，亦无所寄。其治疗宜调其阴阳，通其气血，使脑海充盛，神得血而安，则睡眠安恙。

方中当归、川芎、红花、丹参养血活血，青皮疏肝理气，五味子、酸枣仁养心安神，磁石重镇安神，炙甘草健脾益气。诸药配合，共奏活血理气、养血安神之效。

【注意事项】方中磁石宜布包先煎。

【现代研究】方中当归能降低自发活动；川芎、丹参均具有镇静、延长睡眠时间作用；红花具有镇静、镇痛和抗惊厥作用；五味子主要影响皮层的内抑制过程，使内抑制过程加强和集中，产生正诱导，使分化更完善，增强兴奋与抑制过程的灵活性，并使两过程趋于平衡，从而提高大脑的调节功能；酸枣仁具有镇静催眠作用。

【用方经验】王多让用此方治疗各种失眠，要求根据中医证候进行加减，使之更加与病情相适应，可以提高临床疗效。

眠安汤（张磊经验方）

【组成】百合 30 g，地黄 10 g，茯苓 10 g，淡竹叶 10 g，麦冬 20～30 g，灯心草 3 g，炒酸枣仁 30 g，生龙骨 30 g，生牡蛎 30 g，浮小麦 30 g，炙甘草 10 g，大枣 6～10 枚。

【功效】滋阴清热，化痰安神。

【主治】长期失眠之因阴血不足、神明失养者，或兼心火上炎，或兼肝阳上亢，或兼肾精不足。

【加减】心火盛者，加黄连、栀子；肝火盛者，加龙胆、黄芩；夹痰热者，加胆南星；肾精不足者，加黄精、女贞子。

【方解】失眠与心肺肝肾阴血亏虚密切相关，而顽固性失眠则以心肺阴液损伤为主，且由脏腑中偏亢之相火，由少火变成壮火，

挟痰伏于脏腑，扰动神魂所致。

方中重用百合、地黄滋养心肺，取百合地黄汤治疗百合病之意。配伍麦冬、淡竹叶、灯心草、酸枣仁养心肺之阴，清心肺虚火，除烦安神。茯苓化痰。甘麦大枣汤养心脾，润脏燥，缓脏急，稳神气。龙骨、牡蛎平亢奋之虚阳，镇潜安神。共奏滋阴清热、化痰安神之功。

【注意事项】方中龙骨、牡蛎宜布包先煎。

【现代研究】方中百合能延长睡眠时间；地黄、酸枣仁、甘草均具有镇静催眠作用；茯苓、牡蛎均有镇静作用。

【用方经验】张磊用此方治疗各种顽固性失眠，认为顽固性不寐者不一定都有口苦口粘及舌苔黄腻等湿热症象，在治疗中一般也多不选加清化痰火之品，这是疗效欠佳的原因。而多用滋阴清热安神之品，则痰邪不去，多用清热化痰镇静之药，则脏阴不复，从而致使失眠缠绵难愈。而此方养阴与化痰同治，可以明显提高疗效。

清痰安神汤（赵玉庸经验方）

【组成】钩藤、胆南星、白附子、黄连、陈皮、清半夏、酸枣仁、首乌藤、合欢皮。

【功效】清热化痰，平肝安神。

【主治】顽固性失眠之因肝郁痰热者。

【加减】若痰热困扰、脾虚失运而见心悸乏力、食后腹胀、纳呆者，加茯苓、莲子、砂仁、厚朴醒脾健运；因郁热伤阴而见手足心热、口渴咽干、盗汗者，加地黄、白芍、阿胶滋阴清热；因肝热化火扰心而见心烦、急躁易怒者，加栀子、淡豆豉、生龙骨、生牡蛎清心平肝；因久病及肾而见头晕、耳鸣、健忘、腰膝酸软者，加熟地黄、枸杞子、山茱萸滋肾补精。

【方解】顽固性失眠常由肝经郁热，痰火内扰，心神不安所致。其治疗宜以清热化痰、平肝安神为法。

方中用钩藤熄风，平肝清热；胆南星清热化痰，熄风定惊；白附子善除顽痰，三味合用，清热化痰平肝，直指病机。陈皮、清

半夏健脾燥湿化痰；黄连清心除烦；酸枣仁、首乌藤、合欢皮养心血，安心神。诸药配合，共奏清热化痰、平肝安神之功。

【注意事项】方中酸枣仁宜炒用，白附子宜另包先煎。

【现代研究】方中钩藤、白附子均有镇静作用；黄连有镇静、催眠和中枢抑制作用；半夏、胆南星均能延长睡眠时间；酸枣仁有镇静催眠作用。

【用方经验】赵玉庸用此方治疗肝郁痰热型失眠，通常在失眠的基础上，可见多虑抑郁、胸闷口苦、舌苔黄厚腻、脉滑数等症状。常用剂量：钩藤15 g，胆南星6 g，白附子6 g，黄连6 g，陈皮12 g，清半夏10 g，炒酸枣仁30 g，首乌藤30 g，合欢皮15 g。

陶根鱼经验方

【组成】黄连、干姜、牛膝、柴胡、栀子、地黄、麦冬。

【功效】清心宁神，开郁除烦。

【主治】有效睡眠时间不足，入睡困难，睡眠浅，易醒，早醒，多梦，睡眠后仍精神不振，伴随有疲劳感，心烦不安，全身不适，无精打采，反应迟缓，头痛，注意力不集中，面赤烘热，口干口苦，舌质红，苔黄，脉细数。

【加减】若伴耳鸣者，加蝉蜕、珍珠母、磁石；精神抑郁者，加菖蒲、郁金；若痰湿重者，加陈皮、茯苓、桔梗；伴高脂血症者，加泽泻、荷叶、山楂；兼心胆气虚者，加生龙骨、生牡蛎；兼心血虚者，加酸枣仁；兼肝热者，加知母；兼阴虚阳亢者，加磁石、珍珠母。

【方解】方中黄连、干姜相伍，取交泰丸之意。黄连清热燥湿，泻火解毒，善于清心热，泻心火；干姜大热无毒，守而不走，能引血药入血分，气药入气分，又能去恶养新，引火归元。此二药一寒一热，一阴一阳，阴阳相济，最得制方之妙。弃肉桂不用，乃因肉桂为纯阳之品，味厚甘辛大热，益火消阴者，唯恐有阴虚火更旺之虞。牛膝，味苦降，引浮越之火下行。柴胡擅疏肝解郁，宣畅气血；栀子泻三焦火，除烦。地黄、麦冬滋阴清热，降泻上焦之火。诸药相伍，清心开郁，除烦安神，实火清，郁滞散，神明即安。

【注意事项】方中柴胡宜麸炒用。

【现代研究】方中黄连有镇静、催眠和中枢抑制作用；干姜具有中枢抑制、加强镇静催眠和对抗中枢兴奋药等作用；牛膝有镇痛作用；柴胡有镇静、镇痛作用；栀子有镇静和中枢抑制作用；地黄具有镇静、催眠作用。

【用方经验】陶根鱼认为热扰心神是导致失眠的重要原因，故用此方治之，取得了较好疗效。常用剂量：黄连12 g，干姜10 g，牛膝15 g，柴胡10 g，栀子10 g，生地黄15 g，麦冬12 g。

第五节 梦 游

梦游是一种在睡眠中自行下床行动，而后再回床继续睡眠为主要特征的常见症状。梦游的出现，中医认为乃因邪气扰乱，心神不宁，或脏腑亏虚，阴阳气血不足，心失所养所引起。

龙牡芍药汤（冯化驯经验方）

【组成】生龙骨30 g，生牡蛎30 g，生白芍20 g，酸枣仁20 g，地黄20 g，莲子20 g，太子参12 g，石决明20 g，茯苓12 g，五味子12 g，甘草10 g。

【功效】滋阴潜阳，宁心安神。

【主治】梦游症阴虚阳亢证。

【方解】方中用地黄、白芍滋补阴血，柔肝平肝；太子参、莲子、茯苓、甘草健脾益气；五味子、酸枣仁养心安神；龙骨、牡蛎、石决明潜阳安神。全方共奏滋阴潜阳、宁心安神之功。

【注意事项】方中龙骨、牡蛎、石决明宜布包先煎。

【用方经验】冯化驯将此方用于治疗阴虚阳亢型梦游症，可见多梦心烦，口干口苦，舌质红脉弦等症状。

第六节 眩 晕

眩晕是一种以感觉周围环境或自身有旋转、移动及摇晃，或虽无旋转感，但有头昏眼花、头重脚轻、摇晃不稳为主要特征的常见症状。眩晕的出现，中医认为乃因外邪、痰浊、瘀血内阻，引动肝风，上犯清窍，或脾肾亏虚，气血不足，脑失所养所引起。

潜降汤（颜正华经验方）

【组成】熟地黄 15 g，白芍 12 g，生石决明 30 g，生牡蛎 30 g，茯苓 10～30 g，丹参 12～15 g，益母草 15 g，牛膝 12～15 g，首乌藤 30 g，菊花 10 g。

【功效】滋阴平肝，潜阳安神。

【主治】眩晕证属肝阴不足，肝阳上亢者。

【加减】兼食欲不振者，去熟地黄，加制何首乌 15 g，陈皮 10 g，炒麦芽 10 g；兼耳鸣者，加磁石 30 g；兼腰痛者，加杜仲 10 g，桑寄生 30 g；兼盗汗者，加五味子 6 g，浮小麦 30 g；兼大便黏滞不爽者，加决明子 30 g，瓜蒌 30 g；偏于阴虚火旺者，去熟地黄，加地黄 15 g，麦冬 15 g；肝火偏旺，证兼急躁易怒、目赤者，加龙胆 6 g，夏枯草 15 g；头痛较重者，加蒺藜 12 g，蔓荆子 12 g，川芎 10 g；眩晕较重者，加天麻 6～10 g，钩藤 15 g；失眠较重者，加炒酸枣仁 30 g，生龙骨、生牡蛎各 30 g，首乌藤 30 g。

【方解】眩晕一病的发生与肝、脾、肾三脏的功能失常密切相关，而二者中又与肝的关系最为密切。肝五行属木，其性升发，喜条达而恶抑郁，主疏泄气机，调畅情志。若肝失疏泄，则升降失度，出入无节，病及清窍，则致眩晕发作。再者，肝为刚脏。体阴而用阳，全赖阴血养润，而阴血易枯，故肝

风易动。如肝之疏泄功能失常，相乘于脾，则脾失健运，气血生化乏源，气血不足，不能上养清窍，亦可引起眩晕。此外，肝肾同源，若患者年事已高，先天之本渐衰，日久而致水不涵木，肝失濡养，肝阳上亢，亦可引起眩晕。眩晕的病因病机虽多变，但总以虚实为纲。虚为病之本，实为病之标。然虚有气虚、血虚、阴虚、阳虚之分，实有风、火、寒、湿、瘀、痰之别。它们既可独见，亦可并见。临床所见之证往往虚实错杂。因此，临床诊辨眩晕宜详加辨析，抓住病因病机的关键所在。一般而言，病程久者多偏于虚，虚者以精气虚者居多，精虚者宜填精益髓，滋补肾阴；气血虚者宜补气养血，滋养肝肾。病程短者多偏于实，实证以痰火者多见，痰湿中阻者，宜燥湿化痰；肝火亢盛者，宜清肝泻火；肝阳上亢者，宜平肝降逆。总体而言，本病的发生多以阴虚阳亢者居多，治疗当以滋阴潜阳为要。

方中熟地黄甘而微温，善滋阴养血固本，治阴血亏虚之证；白芍苦酸微寒，善养血敛阴，平肝柔肝，治肝阳上扰清窍而致之眩晕；二药共为君药，奏滋补阴血，平抑肝阳之效。石决明质重咸寒，善清肝火、养肝阴、潜肝阳；生牡蛎质重而咸涩微寒，善益阴潜阳，又能镇心安神；两药共为臣药，既助主药补阴潜阳，又能镇心安神。茯苓甘平，宁心安神、健脾；丹参微寒，清心安神活血；牛膝补肝肾而引火引血下行；益母草微寒，清热利水、活血化瘀；四药共为佐药，即助君臣药潜肝阳、补肝肾、定神志，又引火引血下行以消眩晕。菊花微寒，能平抑肝阳、清利头目；首乌藤性平，可养心安神、祛风通络；二药共为使药，一则平抑肝阳、养心安神，二则引药入心肝二经。诸药合用，共奏滋阴

平肝、潜阳安神之效。

【注意事项】方中石决明、牡蛎宜布包先煎。

【现代研究】方中熟地黄能明显增高动物血清中谷胱甘肽过氧化物酶（GSH-Px）的活性，降低血清中过氧化脂质的含量，使血中超氧化物歧化酶（SOD）的活性有一定程度的升高；白芍能降低耗氧量；牡蛎具有调节大脑皮质功能的作用；茯苓有镇静作用；丹参、益母草具有扩张血管、增加血流量、改善微循环和血液流变等作用；牛膝有改善血液黏滞作用；菊花有扩张血管作用。

【用方经验】颜正华将此方用于治疗阴虚阳亢所致的眩晕，通常可见眩晕耳鸣，头痛且胀，遇劳、恼怒加重，肢麻震颤，失眠多梦，急躁易怒，舌质红苔黄，脉弦等见症。

陶根鱼经验方

【组成】天麻 10 g，法半夏 10 g，白术 12 g，仙鹤草 30 g，泽泻 30 g，葛根 15 g。

【功效】益气健脾，活血化痰，熄风定眩。

【主治】各种类型的眩晕。

【加减】兼头胀痛、心烦易怒、口苦、舌质红苔黄、脉弦者，加夏枯草、决明子、牛膝、龙胆、黄芩清肝泻火；肢体麻木、活动不灵、舌暗红苔厚腻、脉弦滑者，加丹参、水蛭、地龙搜风活络；胸闷纳呆、痰多者，加远志、菖蒲、砂仁、豆蔻健脾化痰；面色萎黄、神疲乏力、舌质淡、脉细弱者，加党参、茯苓、黄芪、升麻补益气血；腰膝酸软、遗精耳鸣、脉细无力者，加杜仲、续断、天竺黄、何首乌补肾填精；心慌胸闷气短者，加丹参、檀香、瓜蒌、苏木、赤小豆强心利水。

【方解】眩晕的病因病机复杂多样，其临床表现亦各有不同，陶氏认为均以头晕眼花、视物旋转为主症，以痰瘀互结为主要病机。痰瘀并治意在清除病理产物，祛邪以治标，邪去则正安。痰瘀得除后，宜调理气血阴阳，治本以善后。

由于眩晕患者多合并呕吐，且眩晕的程度与呕吐的程度几乎成正比，若呕吐得以缓解，眩晕亦可随之减轻。故方中用法半夏燥湿化痰，降逆止呕；天麻平肝熄风，镇痉定眩，两者合用，为治风痰眩晕之要药；白术、泽泻乃《金匮要略》治疗眩晕之名方泽泻汤，健脾利水，化痰定眩；瘀血是另一重要病理因素，"治风先治血，血行风自灭"，故用仙鹤草、葛根。诸药配合，共奏益气健脾，活血化痰，熄风定眩之效。

【注意事项】方中天麻宜另包蒸兑，泽泻不宜久用。

【现代研究】方中天麻具有镇静、镇痛、增加脑血流量、降低脑血管阻力、提高机体对缺氧的耐受性等作用；半夏有镇吐、镇静作用；白术、泽泻均具有利尿作用；大剂量仙鹤草有扩张血管作用；葛根具有扩张血管、改善微循环、降低耗氧量等作用。

【用方经验】陶根鱼将此方用于治疗各种类型的眩晕，虽然风、痰、瘀、虚并治，但要重视陶氏在各种见症偏重情况下的加减，使之与患者病情丝丝入扣，提高临床疗效。

熄风化痰通络汤（刘祖贻经验方）

【组成】天麻 10 g，钩藤 15 g，蒺藜 12 g，生龙骨 30 g，生牡蛎 30 g，法半夏 10 g，白术 10 g，泽泻 15 g，茯苓 15 g，丹参 15 g，葛根 15 g，全蝎 5 g，山楂 10 g。

【功效】平肝熄风，化痰通络。

【主治】眩晕肝风痰浊证。症见眩晕欲倒，恶心呕吐，烦躁，舌苔腻。

【加减】若血压低者，加黄芪；伴头痛者，加蔓荆子。

【方解】本方适宜于眩晕之因风、痰、瘀三者并重者。《素问·至真要大论》曰："诸风掉眩皆属于肝。"肝阳亢奋，肝风动扰于上，故旋转欲倒，烦躁不安；痰浊随肝风上涌，故恶心呕吐，苔腻；《金匮要略·脏府经络先后病脉证》曰："五脏元真通畅，人即安和。"提示人不安和，多与气血不能通畅有关，则为瘀邪为患之由。其治疗当宜熄风、化痰、活血三者并重。

方中天麻、钩藤、蒺藜、生龙骨、生牡

疑难杂症国医圣手时方

蛎平肝潜镇，潜阳熄风；法半夏、泽泻、白术、茯苓健脾渗湿，化痰降逆；丹参、葛根活血祛瘀，通经活络；全蝎熄风通络；山楂和胃。诸药合用，共奏平肝、化痰、活血之效。

【注意事项】方中龙骨、牡蛎宜布包先煎，天麻宜另包蒸兑，全蝎宜研末分冲。

【现代研究】方中天麻具有镇静、镇痛、降压、增加脑血流量、降低脑血管阻力、提高机体对缺氧的耐受性等作用；钩藤有镇静、降压、抗血小板聚集等作用；龙骨有镇静、催眠作用；牡蛎有调节大脑皮质功能的作用；法半夏有镇吐、镇静作用；白术、泽泻均具有利尿作用；茯苓有镇静作用；丹参具有扩张血管、增加血流量、改善微循环和血液流变等作用；葛根具有扩张血管、改善微循环、降低耗氧量等作用；全蝎有降压和扩张血管作用；山楂有降血脂、清除自由基和扩张血管作用。

【用方经验】刘祖贻将此方用于治疗肝风痰浊所致的眩晕，因其以旋转、呕吐为主症，为重症眩晕，通常见于后循环缺血和梅尼埃病。如果伴颈椎病者，可加鹿衔草、姜黄、威灵仙等药。

蒺藜定眩汤（高辉远经验方）

【组成】法半夏、白术、天麻、茯苓、枳实、竹茹、蒺藜、菊花、荷叶各10 g，生龙骨、生牡蛎各15 g，陈皮8 g，炙甘草5 g。

【功效】健脾化痰，调和胆胃。

【主治】眩晕痰浊中阻、胆胃不和证。症见头目冒眩，视物旋转，头痛头昏，胸闷作呕，睁眼尤甚，舌苔白滑，脉沉弦滑。

【加减】若痰涎壅盛者，加天竺黄、胆南星；头痛甚者，加白芷、蔓荆子；耳鸣重听者，加磁石、石菖蒲；惊悸失眠者，加珍珠母、远志；肝郁气滞者，加郁金、香附；痰热伤阴者，去白术，加沙参、石斛；大便干结者，加瓜蒌、决明子。

【方解】脾居中焦，是人体气机升降的枢纽，其气宜升，主运化水湿。若平日嗜酒肥甘，饮食不节，或劳倦伤脾，使脾虚无权运

化水湿，湿邪蕴久成痰，中焦痰阻，致清阳不升而发为眩晕。其治疗宜攻补兼施，祛痰燥湿与健脾和胃并治。

此方乃由半夏白术天麻汤合温胆汤变通组成。方中二陈汤健脾化湿，白术益中健脾，天麻熄风定眩，枳实、竹茹清热化湿，降逆止呕。更加生龙骨、生牡蛎、蒺藜、菊花平肝潜阳，荷叶升清之阳。全方配伍合理巧妙，使痰湿得除，清阳复升，升降有序，故眩晕顽疾可愈。

【注意事项】方中龙骨、牡蛎宜布包先煎，天麻宜另包蒸兑。

【现代研究】方中半夏有镇吐、镇静作用；白术具有利尿作用；天麻具有镇静、镇痛、降压、增加脑血流量、降低脑血管阻力、提高机体对缺氧的耐受性等作用；茯苓、枳实均有镇静作用；蒺藜有降血脂和抗动脉硬化作用；龙骨有镇静、催眠作用；牡蛎有调节大脑皮质功能的作用。

【用方经验】高辉远将此方用于治疗痰浊中阻所致的眩晕，其主症有明显的胸闷、呕吐。如果为后循环缺血所致者，可加葛根、丹参各30 g；如果梅尼埃病所致者，可加泽泻15 g。

补虚益损定眩汤（刘志明经验方）

【组成】熟地黄15 g，山药10 g，枸杞子12 g，山茱萸12 g，菟丝子9 g，牛膝24 g，杜仲10 g，续断9 g。

【功效】平补阴阳，养脑定眩。

【主治】眩晕阴阳两虚证。症见头晕空痛，精神萎靡，少寐多梦，健忘耳鸣，腰膝遗精，齿摇发落。偏于阴虚者，颧红咽干，烦热形瘦，舌质嫩红，苔少，脉细数；偏于阳虚者，四肢不温，舌质淡，脉沉细无力。

【加减】偏于阳虚者，加鹿角胶、肉桂；偏于阴虚者，加龟甲、猪脊髓、麦芽、谷芽、神曲。

【方解】张景岳在《黄帝内经》"上虚则眩"基础上，着重对下虚致眩作了论述："头眩虽属上虚，然不能无涉于下。盖上虚者，阳中之阳虚也；下虚者，阴中之阳虚也

……阳中之阳虚者，宜治其气……阴中之阳虚者，宜补其精。"强调精气并补是治疗阴阳两虚眩晕的不二之法。刘氏认为阴阳俱虚之眩晕的根本在肾，而肾为阴阳水火之宅，故主张以阴阳为纲论述眩晕的病因病机，以阴阳互生互长之论确定治疗大法。

方中用六味地黄丸中三补之熟地黄、山茱萸、山药平补阴阳，加枸杞子、菟丝子、牛膝、杜仲、续断以增强其补肾作用。全方选药以平补为主，并且均入肾经而阴阳相配，寓阴阳相互依存之意。

【注意事项】方中菟丝子宜布包。

【现代研究】方中熟地黄、山药均具有增高血清中谷胱甘肽过氧化物酶（GSH-Px）活性、降低血清中过氧化脂质含量的作用；牛膝、杜仲均具有降压、镇静、镇痛等作用。

【用方经验】刘志明将此方用于治疗阴阳两虚所致眩晕之时，在使用温肾药时，多用平和之剂，鲜用燥烈之品，取"少火生气，壮火食气"之意。补阴之药喜好使用猪脊髓，意在以髓补髓，同时虑及阴阳两虚之眩晕患者多为年老体弱者，故常加炒麦芽、炒神曲、炒山楂以助运化。

眩晕宁（张学文经验方）

【组成】橘红 10 g，茯苓 15 g，姜半夏 10 g，磁石 30 g，丹参 15 g，川牛膝 10 g，桑寄生 15 g，菊花 12 g，钩藤 12 g，天麻 10 g，女贞子 10 g。

【功效】熄风止痉，益肾定眩。

【主治】眩晕或呕吐，时发时止，发则如坐舟船，不能站立，伴胸闷不舒，少食多寐，舌体胖，苔厚白而润，脉弦滑等。

【加减】胸闷较重者，加砂仁、豆蔻；呕吐频繁者，加旋覆花、赭石、黄连、干姜；偏寒者，合苓桂术甘汤，或再加干姜、芥子；偏热者，加竹茹、黄芩；气虚症状突出者，加白术、黄芪；瘀血症状突出者，加桃仁、红花。

【方解】临床上，眩晕是多种病因引起的常见症状，病情复杂，常常是多种病机兼夹出现，如风痰、肝阳上亢、肾亏、血瘀、偏

寒偏热、夹虚夹实等可在一人身上同时出现，故宜从病机出发，标本兼治。

方中橘红、茯苓、姜半夏燥湿化痰，兼以行气止呕；天麻、钩藤、菊花清肝定眩，制约肝风之上扰；磁石、川牛膝、桑寄生、女贞子滋补肝肾兼潜浮阳；丹参与川牛膝共用，可散瘀并引虚热下行。全方既化痰熄风以治标，又益肾活血以治本，润燥相济，滋潜结合，可平风痰上逆，兼固肝肾之根本，故治疗风痰眩晕有特效。

【注意事项】方中磁石宜布包先煎。

【现代研究】方中茯苓有镇静作用；半夏有镇吐、镇静作用；丹参具有扩张血管、增加血流量、改善微循环和血液流变等作用；桑寄生有降压、镇静作用；钩藤有镇静、降压、抗血小板聚集等作用；天麻具有镇静、镇痛、降压、增加脑血流量、降低脑血管阻力、提高机体对缺氧的耐受性等作用；女贞子有降血脂和抗动脉硬化作用。

【用方经验】张学文将此方用于治疗多种病机兼夹所致眩晕，常宜根据兼夹病邪的偏重进行加减。若肝风上扰明显，可加羚羊角 3～6 g，先煎兑入，疗效更佳。

消痰定眩汤（李鲤经验方）

【组成】天麻 15 g，陈皮、清半夏各 12 g，茯苓、钩藤、白芍各 30 g，焦麦芽、焦神曲、焦山楂、郁金、菊花、葛根各 20 g，僵蚕、全蝎、蔓荆子各 10 g。

【功效】调理脾胃，化痰熄风。

【主治】血管痉挛性眩晕。症见眩晕，自感天旋地转，甚则不敢睁目，恶心呕吐。多普勒检查：脑血管痉挛，主要为椎基底动脉痉挛，大脑后动脉痉挛。

【加减】痰火明显者，如见头痛烦躁，面红耳赤，舌质红苔黄，脉弦数等，加栀子、黄芩、胆南星各 10 g，竹茹 15 g；有血瘀征象者，加丹参 20 g，桃仁 10 g，红花、当归各 15 g。

【方解】《丹溪心法·头眩》有"无痰不作眩"及"治痰为先"之说，《素问》有"诸风掉眩皆属于肝"之论，李氏认为该病多为

脏腑功能失调，水精失于布散，痰浊内阻为先，或暴怒气上，因气而动，或情志不畅，肝郁化火，因火而动，或季节变化，起居不慎，外风引动内风，因风而动，三者均可使痰浊之邪随之上犯于脑而发眩晕。临床治疗强调调理脾胃、化痰熄风为主，佐加平肝清肝除风为辅。

方中明天麻、僵蚕、郁金、全蝎祛痰通络熄风，清半夏、陈皮、茯苓、焦麦芽、焦山楂、焦神曲健脾胃化痰湿，以绝痰湿之源，钩藤、白芍、菊花、葛根、蔓荆子平肝清肝、熄风除风。诸药合用达到调脾胃除痰湿、平肝清肝、通络熄风之效。

【注意事项】方中全蝎宜另包，研末分冲。

【现代研究】方中天麻具有镇静、镇痛、降压、增加脑血流量、降低脑血管阻力、提高机体对缺氧的耐受性等作用；僵蚕具有催眠作用；郁金有降血脂、抗动脉硬化等作用；全蝎有降压和扩张血管作用；清半夏有镇吐、镇静作用；茯苓有镇静作用；钩藤有镇静、降压、抗血小板聚集等作用；白芍有镇痛、提高耐缺氧能力、抗血栓形成等作用；葛根具有扩张血管、改善微循环、降低耗氧量等作用；蔓荆子有降压、镇痛作用。

【用方经验】李鲤将此方用于治疗血管痉挛所致眩晕，其中医病机乃肝风痰浊为患。此病易于复发，在眩晕缓解以后，宜将上方制成丸散之剂，长期服用，常可收到防止复发之效。

降脂除晕汤（崔玉衡经验方）

【组成】何首乌 15 g，生山楂 15 g，黄精 15 g，决明子 15 g，丹参 20 g，菊花 15 g，泽泻 15 g，桑寄生 15 g，牛膝 15 g，杜仲 15 g，钩藤 15 g，豨莶草 15 g，天麻 10 g。

【功效】化瘀降脂。

【主治】眩晕痰湿内盛证。症见头晕，头胀，昏沉不清，健忘，失眠，胸闷或痛，腰膝酸软，肢体麻木，面色暗红，形体肥胖，舌体胖，舌质暗，苔白腻，脉弦滑。

【加减】肢体麻木明显者，加桑枝、鸡血藤、地龙、桃仁、红花；口干口苦者，加栀子、黄芩；头晕健忘者，加石菖蒲、远志。

【方解】方中用何首乌、黄精、桑寄生、杜仲、牛膝滋补肝肾；山楂、决明子、泽泻化痰降血脂；丹参活血通络；菊花、钩藤、天麻清肝熄风；豨莶草祛风通络。诸药配合，共奏补肾化痰、熄风通络之效。

【注意事项】方中天麻宜另包蒸兑。

【现代研究】方中何首乌有降血脂、抗动脉粥样硬化、抗衰老等作用；山楂有降血脂、清除自由基和扩张血管作用；有降血脂、抗动脉粥样硬化作用；决明子有降血脂作用；丹参具有扩张血管、增加血流量、改善微循环和血液流变学等作用；菊花有扩张血管作用；泽泻具有利尿、降血脂作用；桑寄生有降压、镇静作用；牛膝、杜仲均具有降压、镇静、镇痛等作用；钩藤有镇静、降压、抗血小板聚集等作用；豨莶草有抗炎、扩张血管作用；天麻具有镇静、镇痛、降压、增加脑血流量、降低脑血管阻力、提高机体对缺氧的耐受性等作用。

【用方经验】崔玉衡用此方治疗眩晕，乃因痰湿中阻所致，通常血液流变学检查可见血质黏稠、血脂增高。

益脑止晕汤（崔玉衡经验方）

【组成】熟地黄 15 g，何首乌 15 g，山茱萸 15 g，茯苓 15 g，天麻 10 g，五味子 10 g，川芎 12 g，枸杞子 15 g，菊花 12 g，白芷 13 g，丹参 15 g。

【功效】滋补肝肾。

【主治】头晕目昏，精神倦怠，腰膝酸软，心悸气短，形体消瘦，劳累则头晕加重，舌质淡，苔薄，脉沉细。

【加减】头晕头痛甚者，加决明子、白蒺藜、蔓荆子；失眠，加首乌藤、炒酸枣仁、紫苏、百合；健忘，加益智、远志；遗精，加益智、覆盆子、桑螵蛸。

【方解】方中用熟地黄、何首乌、山茱萸、枸杞子、五味子滋补肝肾；天麻熄风止晕；菊花清肝明目；川芎、丹参活血通络；茯苓和胃利湿；白芷祛风止痛。诸药配合，共奏滋补肝肾之效。

【注意事项】方中天麻宜另包蒸兑。

【现代研究】方中熟地黄具有增高血清中谷胱甘肽过氧化物酶（GSH-Px）活性、降低血清中过氧化脂质含量的作用；何首乌有降血脂、抗动脉粥样硬化、抗衰老等作用；山茱萸具有抑制血小板聚集、抗血栓形成作用；茯苓有镇静作用；天麻具有镇静、镇痛、降压、增加脑血流量、降低脑血管阻力、提高机体对缺氧的耐受性等作用；五味子主要影响皮层的内抑制过程；川芎能通过血脑屏障，具有扩张血管、改善微循环、增加脑血流量、减轻脑组织缺血性损害和神经系统功能障碍、抑制血小板聚集等作用；菊花有扩张血管作用；白芷具有镇痛、抗炎作用；丹参具有扩张血管、增加血流量、改善微循环和血液流变学等作用。

【用方经验】崔玉衡用此方治疗眩晕，乃因肝肾阴虚所致，常见于高血压、脑动脉硬化、后循环缺血等病。

柔肝清眩汤（魏执真经验方）

【组成】白芍 30 g，桑叶 10 g，菊花 10 g，生石决明 30 g，珍珠母 30 g，川牛膝 30 g，天麻 10 g，钩藤 10 g。

【功效】平肝潜阳，滋阴熄风。

【主治】阴虚阳亢所致的头痛、头晕、头胀、眼部不适及耳鸣耳聋，以及与之有关的胸闷胁胀、善太息、急躁易怒及失眠等。

【加减】伴口唇干燥多饮、大便干者，加北沙参、麦冬、五味子；伴胸胁满闷、脘腹堵胀轻者，加用香附、香橼、佛手、乌药，重者加槟榔、枳壳；血瘀者，加用丹参、川芎；若便秘加决明子和/或槟榔；腰酸膝软加桑寄生、续断、杜仲；肢体麻木加蜈蚣、全蝎；颈僵加葛根；心烦加黄连、连翘、栀子；失眠加炒酸枣仁、首乌藤、莲子心；健忘加菖蒲、远志。

【方解】方中重用白芍酸寒入肝为君，养肝阴，敛肝阳，柔肝止痛；牛膝趋下焦，一者引肝热下行助白芍潜肝阳，一者补益肝肾以治本，含有上病下取之意；生石决明、珍

珠母性属沉静，重用之可以降心火，清肝热，潜肝阳，安心神，利耳目。以上三味共为臣药。钩藤、天麻平肝潜阳，佐助石决明之用；桑叶、菊花入肝肺二经，借秋金肃杀之气，内清外疏，凉肝息风。

【注意事项】方中石决明、珍珠母均宜布包先煎，钩藤宜后下，天麻宜另包蒸兑。

【现代研究】方中白芍有镇痛、提高耐缺氧能力、抗血栓形成等作用；菊花有扩张血管作用；天麻具有镇静、镇痛、降压、增加脑血流量、降低脑血管阻力、提高机体对缺氧的耐受性等作用；钩藤有镇静、降压、抗血小板聚集等作用。

【用方经验】魏执真用此方治疗眩晕，乃因阴虚阳亢所致，常见于高血压、脑血管疾病、神经症，甚至眼科、五官科疾病（主要是耳病）。

补肾化痰汤（郑绍周经验方）

【组成】淫羊藿 30 g，菟丝子 30 g，沙苑子 20 g，僵蚕 15 g，半夏 12 g，九节菖蒲 15 g，葛根 30 g，泽泻 30 g，生蒲黄 15 g。

【功效】补肾培元，化痰活血。

【主治】老年眩晕病。

【加减】若兼脾虚湿盛，症见眩晕伴头痛如裹、胸闷、恶心者，加党参、焦白术、茯苓；若兼气血虚，症见眩晕伴心悸、气短、失眠多梦者，加黄芪、当归；兼肝阳上亢，症见眩晕伴耳鸣、目胀、面赤、烦躁者，加天麻、钩藤；兼血瘀，症见眩晕伴头部刺痛、舌质紫暗者，加赤芍、丹参。

【方解】老年眩晕的根本原因在于肾虚，在肾虚的基础上产生痰浊、瘀血、阳亢、化风等症，但以肾虚痰浊者所占比例最多。治疗应以补肾化痰为主。

方中淫羊藿、菟丝子，温补肾精，填髓益脑；僵蚕、半夏，燥湿化痰；九节菖蒲、泽泻，渗湿开窍；葛根、生蒲黄，升清活血生津；诸药合用，共奏补肾化痰之功。

【注意事项】方中生蒲黄宜布包。

【现代研究】方中淫羊藿、菟丝子、沙苑子具有增强免疫功能，降低血液黏度及血脂

作用。泽泻、九节菖蒲能干扰胆固醇和甘油三酯的吸收，促进血清 HDL 水平升高，改善脑动脉硬化指数。僵蚕、半夏可降低血胆固醇、甘油三酸，并能延缓动脉粥样硬化的形成。葛根、生蒲黄能改善脑部血液供应，提高脑细胞耐缺氧能力。

【用方经验】郑绍周教授用此方治疗老年眩晕病，认为老年人随着年龄的增长，先天之本渐耗，肾脏蒸腾气化功能减弱，造成水湿内停，聚而为痰，痰随气升，阻滞中焦，则清阳不升，浊阴不降，脑失所养，形成头晕症状。肾的另一重要生理功能为主藏精生髓，脑为髓之海。老年人由于肾精不足，髓海失养，易出现眩晕。正如《灵枢·海论》有"髓海不足，则脑转耳鸣，胫酸眩冒"。其治疗一定要抓住老年人的特点，重点在于肾虚，在补肾的基础上兼顾其标，才能取得较好的临床效果。

第七节 头 痛

头痛是一种以头颅上半部各种疼痛感觉为主要特征的常见症状。头痛的出现，中医认为乃因外感六淫，七情过极，痰浊内生，瘀血内阻，气机阻塞，经络运行失常，或阴阳气血亏虚，不能上荣于脑所引起。

养血平肝汤（关幼波经验方）

【组成】旋覆花 10 g，生赭石 15 g，生石膏 30 g，当归 10 g，川芎 10 g，地黄 15 g，白芍 15 g，木瓜 10 g，香附 10 g，甘草 10 g。

【功效】养血滋阴，柔肝止痛。

【主治】顽固性头痛。症见头痛发则疼痛难忍，甚者如劈如裂，昼夜无休止，坐卧不宁，有时需要用力按压、捶打或以头顶硬物才可以缓解。

【加减】兼见气短、心悸、乏力等气虚症状明显者，加生黄芪；肢软、腹胀、纳差、便溏者，加党参、白术；五心烦热、口干渴者，重用生地黄、白芍，再加石斛、北沙参；腰膝酸软者，加续断、牛膝、何首乌、枸杞子；夜寐不安者，加首乌藤、炒酸枣仁、远志；面赤、目红而视物昏花者，减少川芎用量，加钩藤、菊花、佩兰；烦急舌红者，重用生地黄、白芍，再加赤芍、牡丹皮，或加知母、黄柏；头晕、头胀、脉弦者，加珍珠母、石决明，或加川牛膝；头痛较重而日久不能缓解，甚则如劈如裂者，加全蝎、蜈蚣。

【方解】本方所治头痛，已经多种治疗，仍然顽固难愈，乃因血虚、郁热、阳亢、瘀阻等多种病机交互杂至所致。其治疗宜杂合而治。

方中四物汤重在一个养字，功专养血，且川芎为治头痛要药，加木瓜、甘草调和肝胃，缓急止痛，和肝而不伤正，调胃而不伤脾气，配合白芍酸甘化阴，乃育阴缓急之良方，使阴血得充，脑髓得养，则头痛可止。方中石膏突出一个清字，对阳明头痛，舌苔黄者尤宜。旋覆花、赭石突出一个镇字，可平降上冲之气，尤宜于阴虚阳亢，扰乱清窍所致头痛。方中当归、川芎辛温走窜，养中有通；旋覆花善化经络中顽痰，降中有通；香附为气中血药，配合四物汤调和气血，调中有通，皆令经络通达，气血调和。诸药配合，融养、清、镇、通于一炉，乃其奇妙之处。

【注意事项】方中旋覆花宜布包，赭石、石膏宜布包先煎。

【现代研究】方中旋覆花能提高神经兴奋性；石膏具有缓解肌肉痉挛、减少血管通透性作用；当归具有抗炎、镇痛、降低血管通透性等作用；川芎能通过血脑屏障，具有扩张血管、改善微循环、增加脑血流量、减轻脑组织缺血性损伤和神经系统功能障碍、抑制血小板聚集等作用；地黄有镇静、抗炎作用；白芍、香附、甘草均具有镇痛、抗炎作用。

【用方经验】杨汉辉用此方治疗顽固性头

痛 50 例，服药 15 剂后头痛及伴随症状基本消失者 32 例，头痛缓解时间最短者 5 日，一般在 10 日左右，并且随访半年，均无复发。

滋肾平肝汤（吴立文经验方）

【组成】熟地黄、山药、山茱萸、牡丹皮、钩藤、石决明、决明子、生龙骨、生牡蛎、白芍、僵蚕。

【功效】滋肾平肝。

【主治】肝肾阴虚，肝阳上扰所致头痛。症见头部胀痛或跳痛，下午或夜间发作、加重、增剧，多伴头晕失眠，心烦易怒，面红，手足心热，口干欲饮，或有盗汗，舌质红少苔，脉弦细。

【加减】腰酸腿软者，加牛膝、桑寄生；失眠多梦者，加首乌藤、合欢皮、柏子仁。

【方解】头痛与肝之病变密切相关，肝肾阴亏虚于下，肝阳上扰患者更为多见。对此，若仅仅平肝通络止痛，可暂缓其痛，但效不持久，易于复发。肾阴亏虚，水不涵木，则肝肾阴虚，易致肝阳上亢。若确属阴虚阳亢者，治当滋肾平肝，通络止痛，标本兼治。

本方乃六味地黄汤加减而成，方中用六味地黄汤去泽泻、茯苓滋补肝肾，加钩藤、白芍平肝熄风，石决明、生龙骨、生牡蛎潜镇熄风，决明子平肝润肠，僵蚕熄风通络。诸药配合，既滋肝肾之阴以治其本，又平肝通络以治其标，标本兼顾，乃取其效。

【注意事项】方中石决明、龙骨、牡蛎宜布包先煎。

【现代研究】方中熟地黄、山药均能增高谷胱甘肽过氧化物酶的活性；山茱萸具有抑制血小板聚集、抗血栓形成作用；牡丹皮有镇静、镇痛和抗炎作用；钩藤具有降压、镇静、抗惊厥、抗血小板聚集等作用；决明子有降压、降脂作用；龙骨有镇静、催眠、抗惊厥作用；牡蛎有镇静作用；白芍具有镇痛、抗炎作用；僵蚕具有镇静、抗惊厥作用。

【用方经验】吴立文用此方治疗阴虚阳亢所致头痛，有的中老年患者可伴血压偏高，有些青年患者素体阴虚，有阴虚阳亢证候，测量血压也可能不高，均可用此方治疗。常

用剂量：熟地黄 20 g，山药 12 g，山茱萸 10 g，牡丹皮 10 g，钩藤 20 g，石决明 15 g，决明子 30 g，生龙骨 30 g，生牡蛎 30 g，白芍 30 g，僵蚕 15 g。

芎芍镇痛汤（蔡友敬经验方）

【组成】川芎 30 g，白芍 15 g，白芷 10 g，羌活 10 g，柴胡 10 g，香附 10 g，钩藤 15 g，珍珠母 30 g，生甘草 3 g。

【功效】祛风镇痛，平肝潜阳。

【主治】血管性头痛及其他慢性头痛。

【加减】疼痛剧烈者，加全蝎、蜈蚣；偏热者，加黄芩、菊花；偏湿热者，加薏苡仁、白扁豆；偏寒者，加细辛；偏风者，加僵蚕；夹瘀者，加丹参、赤芍。

【方解】本方所治头痛主要因风邪内侵，上扰清空，经脉阻滞，血行受阻，或情志抑郁，肝阳偏亢，气机失调，只升不降所致。其治宜祛风以祛其邪，平肝以降其逆，活血以通其络。

本方由散偏汤合川芎茶调散加减而成。方中用川芎入肝经，为治疗头痛之要药，具有祛风止痛、活血行气之功，对于气血阻滞之头痛有独到之处，但用量要大，一般以 30 g 为宜，用量少则效果差。白芍具有养血敛阳、平肝止痛作用，既可以平抑肝阳，用于肝阳亢盛之头痛，又可以抑制川芎之辛燥，协同共奏镇痛作用。白芷祛风胜湿，活血止痛，痛在阳明经者必用。羌活祛风镇痛，痛在太阳经者必用。柴胡疏肝解郁，升举阳气，痛在少阳经者宜之。此即李东垣在《用药法度》所说"头痛必用川芎，如不愈，加各引经药，太阳羌活，阳明白芷，少阳柴胡"之意也。钩藤、珍珠母平肝熄风，香附开郁散滞，理气疏肝以加强上药之功效。诸药配合，共具祛邪、平肝、活血之功。

【注意事项】方中珍珠母宜布包先煎。

【现代研究】方中川芎能通过血脑屏障，具有扩张血管、改善微循环、增加脑血流量、减轻脑组织缺血性损害和神经系统功能障碍、抑制血小板聚集等作用；白芍、白芷、羌活、柴胡、香附、甘草均具有镇痛、抗炎作用；

钩藤具有降压、镇静、抗惊厥、抗血小板聚集等作用。

【用方经验】蔡友敬用此方治疗血管性头痛及各种慢性头痛，认为头为诸阳之会，五脏精华之血，六腑清阳之气，皆上注于头，手足三阳经均循头面，厥阴经亦上会于颠顶。六淫外感、七情内伤均可引起头痛。通常乃因风邪内郁，血行受滞所致，常见头痛痛处固定，以刺痛为多，伴头晕，夜卧不安，大便干，舌质偏红，苔薄黄，脉弦。

平肝清火汤（张良骥经验方）

【组成】赤芍、白芍、桑叶、菊花、钩藤、夏枯草、稆豆衣、黄芩、甘草、地黄、茺蔚子、石决明、牡丹皮。

【功效】平肝泻火。

【主治】头胀而痛或头筋抽掣，两侧为重，或头顶痛，眩晕耳鸣，心烦易怒，失眠多梦，每因情志变化而诱发，舌质红，苔薄黄，脉弦。

【加减】肝火偏亢，心烦易怒，尿黄便秘，脉弦数，宜加龙胆、栀子。肝阳头痛，反复发作，多有夹痰，恶心胸闷，舌苔白滑腻，加川贝母、竹茹、半夏。夹瘀舌紫，加桃仁、益母草、水蛭。若因阴虚，阳不潜藏，化风上旋，眩晕，耳鸣，腰酸，舌质红苔黄燥，脉弦细，加龟甲、石斛、牛膝、龙骨、牡蛎。兼阳明胃火，盛于头面，其症必多内热，头痛剧烈，前额尤甚，头热面赤，脉洪大，舌苔黄燥者，加知母、石膏。若阴虚火旺或肝火伤阴，痛如锥刺，脑中烘热，头晕面赤，寐少易怒，舌质红苔黄，脉弦细，重用地黄、白芍，加石斛、麦冬。另外若怒气伤肝，肝气暴逆上冲头痛者，可加沉香、乌药、香附、羚羊角片。

【方解】"诸风掉眩，皆属于肝"，肝经受病，出现肝阳、肝风、肝火，上扰清窍，引发头痛。肝阳、肝风、肝火三者关系密切，肝阳郁滞化火，肝阳升腾生风，风阳鼓动，风火相煽，是导致头痛最常见的病机。其治法宜以清、潜、滋为主。

方中用赤芍、牡丹皮清热凉血，散瘀止痛；白芍、稆豆衣、地黄滋养阴血，柔肝止痛；桑叶、菊花疏风清热；钩藤、夏枯草、茺蔚子、石决明平肝潜阳，熄风止痛；黄芩清肝胆热；甘草调和诸药。诸药配合，共奏清热、平肝、潜阳、柔肝之效。

【注意事项】方中茺蔚子宜布包，石决明宜布包先煎。

【现代研究】方中赤芍、白芍、牡丹皮、甘草均具有镇痛、抗炎作用；钩藤具有降压、镇静、抗惊厥、抗血小板聚集等作用；夏枯草有降压、抗炎作用；黄芩、地黄均具有抗炎、抗变态反应、降压、镇静等作用。

【用方经验】张良骥用此方治疗肝阳、肝风、肝火所致头痛，在病势得缓后，即要养阴柔肝，补其不足。若属实火者，苦味清火之后，要用甘药顾护脾胃，以防苦寒损伤中气。常用剂量：赤芍 10 g，白芍 30 g，桑叶 15 g，菊花 15 g，钩藤 20 g，夏枯草 10 g，稆豆衣 30 g，黄芩 10 g，甘草 5 g，生地黄 15 g，茺蔚子 10 g，石决明 30 g，牡丹皮 10 g。

祛痰化浊汤（张良骥经验方）

【组成】法半夏、茯苓、天麻、郁金、石菖蒲、白术、钩藤、蒺藜、枳壳。

【功效】化痰祛湿，降逆止痛。

【主治】头痛痰浊上蒙证。症见头痛昏蒙或胀或重，胸脘痞闷，呕恶痰涎，舌体胖嫩，苔白腻，脉濡滑。

【加减】若痰浊中阻者，加豆蔻、厚朴；痰郁化火者，加黄芩、黄连、竹茹；嗳腐吞酸、胸腹胀满者，加陈皮、厚朴、山楂、神曲。

【方解】朱丹溪认为："头痛多主乎痰"。由痰浊上蒙清阳引起的头痛多伴有胀重如裹，每遇阴寒或饮食不节诱发或加重，其治疗宜以化痰祛湿降逆为主。

方中用法半夏燥湿化痰，茯苓淡渗利湿，石菖蒲芳香化湿，三者从化湿、燥湿、渗湿入手，使湿邪从三焦分消而有出路；天麻、钩藤、蒺藜平肝熄风；白术健脾燥湿，以杜痰湿化生之源；郁金、枳壳疏通气机，气机一转，痰湿易于消除。诸药配合，共奏祛湿、化痰、熄风之效。

【注意事项】方中天麻宜另行蒸兑。

【现代研究】方中半夏有祛痰、镇吐作用；茯苓、白术、枳壳均有利尿作用；天麻具有镇静、镇痛和抗炎作用；郁金有降血脂、抗动脉粥样硬化作用；石菖蒲、钩藤均具有镇静、抗惊厥作用；蒺藜具有降压、抗动脉硬化、利尿、抗衰老等作用。

【用方经验】张良骥用此方治疗痰湿所致头痛，若属痰阻络脉者，常用调气清热之品，对温燥和通利药物要慎用。正如明代医家缪仲淳曰："东南之地，素多湿痰，质多柔脆，往往多热多痰，真阴既亏，内热弥甚，蒸津液，壅塞气道，不得通利，用药以清热顺气之品。"此为治痰求本之法。常用剂量：法半夏 10 g，茯苓 15 g，天麻 10 g，郁金 10 g，石菖蒲 10 g，白术 10 g，钩藤 20 g，蒺藜 10 g，枳壳 6 g。

加减清上蠲痛汤（沈炎南经验方）

【组成】当归 3 g，川芎 3 g，白芷 3 g，细辛 3 g，羌活 3 g，防风 3 g，菊花 3 g，黄芩 3 g，麦冬 3 g，蔓荆子 6 g，甘草 1 g。

【功效】祛风止痛。

【主治】偏头痛、头顶痛、前额痛、眉棱骨痛，或剧痛欲裂，或隐痛绵绵，或伴头晕目眩，缠绵反复，日久不愈。

【加减】若偏头痛，或左或右，加柴胡 3 g；头顶痛，加藁本 3 g；前头痛，加葛根 9 g；眉棱骨痛，加法半夏 3 g；风湿头痛，头重如裹，加独活、苍术各 3 g；痰浊头痛，脘闷呕恶者，加法半夏、陈皮、天麻、枳实各 3 g；肝风上旋，伴见头晕目眩者，加天麻 3 g、钩藤、蒺藜各 9 g，如肝阳上亢者，再加石决明 15 g；"头风不治多害目"，如伴见视力减退，目视昏花，视物不清者，加决明子、蕤仁各 9 g；肝火上攻，面红目赤，口苦溺赤者，加柴胡、龙胆、栀子各 3 g；大便干结者，加大黄 3 g；气虚者，加生黄芪、党参各 9 g；血虚者，加制何首乌、白芍各 9 g；肾虚者，加熟地黄、山茱萸、沙苑子各 9 g；阴虚

有火，加地黄、白芍各 9 g，羚羊骨 12 g。

【方解】头为诸阳之会，脏腑气血聚集之所。若六淫邪气外侵，气血痰浊内阻；或气血不足以上荣；或肾虚肝旺而风阳上逆；致空窍郁闭，清阳不运，头痛乃作。风为百病之长，其性上浮，头为人体至高之处，头痛之因虽有种种之不同，但多与"风"相关，故前人多称偏正头痛为"头风"。对其治疗在辨明病因而施治的基础上，必佐以风药，虚者亦然。正如李东垣所曰："头痛每以风药治者，高巅之上，惟风可到。"

方中以羌活、防风、白芷、细辛、菊花、蔓荆子祛头风，止头痛；当归、川芎养血行血，血行则风自散；黄芩泻火，麦冬养阴，并可防止风药升散太过而损血伤津；甘草调和诸药。如此配伍，貌似杂乱，实际上秩序井然，配合得宜，相得益彰。此方药多而用量却很轻，其道理主要是：头为至高之处，非轻清之剂不能上达。正如吴鞠通所曰："治上焦如羽，非轻不举。"这里所说的"轻"，有两方面的含义，一是指所选用的药当为质轻味薄之品，其性善升散，方可上达；二是指药量必须轻，只有用量轻，才能遂其轻清上浮之性。如果用药过重，则药过病所，反而不效。而且，此方中用了许多祛风药，但出于用量很轻，所以不会起到解表发汗的作用，而有上入巅顶祛除头风之功。

【注意事项】应用此方宜按原方用量，不宜增加用药量。并且不宜久煎。

【现代研究】方中当归具有抗炎、镇痛、降低血管通透性等作用；川芎能通过血脑屏障，具有扩张血管、改善微循环、增加脑血流量、减轻脑组织缺血性损害和神经系统功能障碍、抑制血小板聚集等作用；白芷、羌活、细辛、防风、甘草均具有镇痛、抗炎作用；黄芩具有抗炎、抗变态反应、降压、镇静等作用；蔓荆子具有镇痛、抗炎、降压作用。

【用方经验】沈炎南用此方治疗偏正头痛，关键在于运用得宜，要求重视用药剂量和煎服法。方中祛风药如果用量过重，就会起到解表发汗的作用，不宜于头风病。要求按原方用量，不要因其轻而妄自增加用药量。

疑难杂症国医圣手时方

在煎药方面要求不宜久煎。

柔肝抑火汤（王少华经验方）

【组成】白芍、地黄、稆豆衣、生栀子、桑叶、菊花、钩藤、牡丹皮、黄芩。

【功效】滋阴降火，祛风清热。

【主治】阴虚火旺头痛。症见痛如锥刺，昼重暮轻，中午痛甚难忍，眩晕，脑中烘热，面赤颧红，五心烦热，口干而苦，夜寐不安，易怒，舌质红，苔黄，脉弦数。

【方解】方中用地黄、稆豆衣滋补肝肾；白芍、钩藤平肝熄风；桑叶、菊花疏风散热；栀子、牡丹皮、黄芩清肝泻火。诸药配合，共奏滋阴降火之剂。

【注意事项】方中钩藤宜后下。

【现代研究】方中白芍、牡丹皮均具有镇痛、抗炎作用；地黄、黄芩均具有抗炎、抗变态反应、降压、镇静等作用；栀子具有镇静、镇痛和降压作用；桑叶、菊花均有降压作用；钩藤具有降压、镇静、抗惊厥、抗血小板聚集等作用。

【用方经验】王少华用此方治疗阴虚火旺头痛，其辨证关键在于其头痛具有春季剧、秋冬安，白昼剧、暮夜安，天晴剧、阴雨安，烦劳剧、闲静安等四剧四安的特点。常用剂量：白芍 30 g，地黄 15 g，稆豆衣 30 g，生栀子 6 g，桑叶 15 g，菊花 15 g，钩藤 15 g，牡丹皮 10 g，黄芩 10 g。

止痛散（毕福高经验方）

【组成】黄芩 10 g，川芎 10 g，葛根 10 g，石膏 15 g，知母 10 g，白芷 6 g，细辛 3 g，柴胡 10 g，薄荷 10 g，防风 10 g，甘草 3 g。

【功效】清热泻火，搜风止痛。

【主治】少阳风热，兼阳明火炽所致头痛。

【加减】太阳经头痛者，加羌活、蔓荆子；少阳经头痛者，增加柴胡、黄芩、川芎用药剂量；阳明经头痛者，增加白芷、葛根用药剂量；少阴经头痛者，增加细辛用量，

再加磁石；厥阴经头痛者，加藁本、吴茱萸。

【方解】方中柴胡、黄芩、川芎疏肝解郁，祛少阳风热；葛根、石膏、知母、白芷清热泻火，祛阳明风热；薄荷、防风疏风透热；细辛散寒止痛；甘草调和诸药。诸药配合，共奏清热疏风之效。

【注意事项】方中石膏宜布包先煎。

【现代研究】方中黄芩具有抗炎、抗变态反应、降压、镇静等作用；川芎能通过血脑屏障，具有扩张血管、改善微循环、增加脑血流量、减轻脑组织缺血性损害和神经系统功能障碍、抑制血小板聚集等作用；葛根有改善脑循环作用；石膏具有缓解肌肉痉挛、减少血管通透性作用；知母有抗血小板聚集作用；白芷、柴胡、细辛、防风、甘草均具有镇痛、抗炎作用；薄荷有抗炎作用。

【用方经验】毕福高用此方治疗头痛，乃少阳风热与阳明火炽相兼为病，常有头呈胀痛，甚则头痛如裂，发热或恶风，口渴欲饮，面红目赤，便秘溲黄，舌质红苔黄，脉浮数等症状。

陈宝田经验方

【组成】桃仁、红花、当归各 10 g，川芎 20 g，防风、羌活、独活各 10 g，白芷 12 g，附子、细辛各 10 g，白芍 15 g，茯苓 12 g，黄芪、钩藤各 30 g。

【功效】疏风祛湿，活血补虚，通络止痛。

【主治】慢性头痛。

【加减】风热头痛者，加黄芩、柴胡、石膏，以加强清热之功；痰湿头痛者，加猪苓、泽泻、白术、桂枝以加强祛湿之功；瘀血头痛者，加重川芎用量，并加用鸡血藤以活血而不伤血；肝肾阴虚头痛，加菟丝子、生龙骨、生牡蛎，以加强补养肝肾，平肝熄风止痛之功。

【方解】头部多风、多湿、多瘀，风、湿、瘀三者多杂合而致慢性头痛。且慢性头痛经久不愈遇劳则发，常有正虚之象，据此其治则是疏风、祛湿、活血、补虚。

方中桃仁、红花、当归活血化瘀；川芎

搜风破瘀而止痛；防风、羌活、独活长于祛风止痛；白芷利气行气活血，增强活血破瘀之力；附子、细辛乃散风止痛之要药；白芍柔筋养血，缓急止痛；茯苓健脾化湿；黄芪补虚；钩藤熄风镇静。

【注意事项】方中附子宜先煎。

【现代研究】方中桃仁、红花均具有抗血小板聚集、抗凝、抑制血栓形成等作用；当归具有抗炎、镇痛、降低血管通透性等作用；川芎能通过血脑屏障，具有扩张血管、改善微循环、增加脑血流量、减轻脑组织缺血性损害和神经系统功能障碍、抑制血小板聚集等作用；防风、羌活、独活、附子、细辛、白芍、白芷均具有镇痛、抗炎作用；茯苓有利尿作用；黄芪有镇静、抗疲劳、抗缺氧等作用；钩藤具有降压、镇静、抗惊厥、抗血小板聚集等作用。

【用方经验】陈宝田用此方治疗慢性头痛，若因风寒上扰所致者可以不进行加减。

活血定痛汤（金实经验方）

【组成】川芎、泽兰、当归、炮穿山甲各10～15 g，防风、蔓荆子各12 g，天麻、黄芩、白芷各10 g。

【功效】活血通络，搜风定痛。

【主治】瘀血头痛。症见痛处固定不移、痛如锥刺或钝痛如割，或有头部外伤病史，舌质紫或有瘀斑瘀点，舌下脉络青紫，脉涩。病程较长，迁延不愈。

【加减】兼有肝阳风火者酌加石决明、钩藤、栀子等平肝、清火、熄风药物；兼痰浊者酌加胆南星、半夏等化痰药物；头部冷痛者酌加细辛、制川乌等温散止痛药物。

【方解】方中以川芎为君，活血行气，祛风止痛，为治头痛之要药。泽兰、当归、炮穿山甲为臣。泽兰辛散温通，性较温和，散瘀血而不伤正气。当归活血补血，散寒止痛，辅川芎增强止痛之效，其性柔润，又可防川芎辛窜太过之弊。久痛入络，寻常草木难以搜逐，当投以虫类药物搜风剔络、通瘀止痛，《临证指南医案·头痛》曰："气血瘀痹而为头痛者，用虫蚁搜逐血络。"选用炮穿山甲

"善窜，专能行散，通经络，达病所"，搜风剔络定痛力强，远非它药可比。偏头痛多发于青中年女性，诸事繁忙，阴血易亏，肝阳易亢，热证多而寒证少，不可过用辛香温燥止痛之品，故以天麻、黄芩为佐，平肝清热。"高巅之上，唯风可到"，故以防风、白芷、蔓荆子为使，祛风止痛，引药上行。诸药相配，共奏活血剔络、搜风定痛之效。

【注意事项】方中炮穿山甲宜先煎，天麻宜另包蒸兑。

【现代研究】方中川芎能通过血脑屏障，具有扩张血管、改善微循环、增加脑血流量、减轻脑组织缺血性损害和神经系统功能障碍、抑制血小板聚集等作用；泽兰有改善微循环作用；当归具有抗炎、镇痛、降低血管通透性等作用；防风、白芷均具有镇痛、抗炎作用；蔓荆子具有镇痛、抗炎、降压作用；天麻具有镇静、镇痛和抗炎作用；黄芩具有抗炎、抗变态反应、降压、镇静等作用。

【用方经验】金实用此方治疗瘀血头痛，其辨别瘀血头痛的关键在于病久不愈和痛点固定局限。头痛为临床常见病证，其中头痛剧烈、反复发作、经久不愈者亦称为"头风"。《证治准绳·头痛》提出："医书多分头痛、头风为二门，然一病也，但有新久去留之分耳。浅而近者名头痛，其痛卒然而至，易于解散速安也；深而远者为头风，其痛作止不常，愈后遇触复发也。"中医治疗头风，历代医家多从风、从痰、从虚论治，从瘀论治者较少。清代医家王清任倡瘀血之说，他的《医林改错·血府逐瘀汤所治症目》中第一个病症便是头痛："查患头痛者，无表症，无里症，无气虚、痰饮等症，忽犯忽好，百方不效，用此方一剂而愈。"开后世化瘀法治头痛之先河。金氏认为，头风病因虽多，但其病程日久，反复发作，久痛入络，故病机关键为瘀血阻滞，脑络不畅，不通则痛。而瘀血之原因，除跌扑损伤，络脉瘀滞外，还可继发于其他病因，如寒凝、湿滞、痰阻、气虚不运、热灼阴血等，日久皆可致瘀。此方治疗头风，包括现代医学之血管神经性头痛如偏头痛、丛集性头痛，高血压所致头痛，以及脑外伤后遗症、神经衰弱所致头痛等，

多获良效。

头痛舒（孟澍江经验方）

【组成】细辛4g，吴茱萸3g，炙全蝎5g，僵蚕10g，制南星4g，白附子6g，石决明15g，天麻9g，生石膏20g，红花10g，川芎5g，苦丁茶3g，生甘草3g。

【功效】平肝熄风，清化痰热，化瘀通络。

【主治】血管性头痛。

【加减】痛作时情怀不畅，烦躁易怒，口苦，胁痛者，加牡丹皮9g，柴胡6g，香附12g；肝阳上亢，头晕目眩，左头胀痛明显者，加白芍12g，蒺藜15g，钩藤（后下）9g；痰热壅盛，舌苔黄厚而腻，脉滑数者，加夏枯草10g，黄连3g或天竺黄10g，竹茹9～12g；湿浊偏甚，头重痛，呕吐作恶，舌苔白厚腻者，加泽泻9g，法半夏9g；病久瘀甚，痛如针刺难以忍受，舌有紫气或瘀点瘀斑，脉弦涩者，加桃仁9g，赤芍10g，牡丹皮9g；气血亏虚，失眠，头晕，低血压，思虑则痛作者，加当归10g，白芍12g，生黄芪9～12g；伴外感风寒，头痛，恶寒明显，鼻塞流涕者，加荆芥9g，葱白3根，紫苏叶9g；伴风热侵袭，头痛，发热明显，咽痛者，加蔓荆子10g；大便秘结者，加生大黄（后下）3～6g，老年体虚者改用制大黄5～10g。前额痛甚者，加白芷6～9g；后头痛甚者，加羌活9g；巅顶痛甚者，加藁本6～9g；左头痛甚者，加珍珠母（先煎）30g，牡丹皮9g；右头痛甚者，加酸枣仁15g；眉棱骨痛者，加蔓荆子9～12g。

【方解】方中用石决明、天麻平肝潜阳；全蝎、僵蚕虫类灵动之品，搜风镇痉；白附子、制南星配生石膏，清化痰热；红花、川芎活血化瘀，通络止痛；在上述治疗病因的基础上，加用甘草、细辛、吴茱萸之类上达头窍，缓急止痛。诸药合用，寒热平调，共奏清化痰热、平肝熄风、活络止痛之效。

【注意事项】方中全蝎宜研末分冲，珍珠母、生石膏、白附子宜另包先煎，天麻宜另包蒸兑。

【现代研究】方中细辛、甘草均具有镇痛、抗炎作用；吴茱萸有镇痛作用；全蝎有镇痛、抗惊厥、抗癫痫作用；白僵蚕有催眠、抗惊厥作用；制南星有镇痛、抗惊厥作用；白附子有镇痛、抗惊厥、抗炎作用；天麻具有镇静、镇痛和抗炎作用；红花具有抗血小板聚集、抗凝、抑制血栓形成等作用；川芎能通过血脑屏障，具有扩张血管、改善微循环、增加脑血流量、减轻脑组织缺血性损害和神经系统功能障碍、抑制血小板聚集等作用。

【用方经验】孟澍江用此方治疗血管性头痛，认为其病机重心是风阳上逆，痰浊中阻，血络失和，可概括为风痰瘀。凡此三者其形质不同，但却相互影响，互为因果，兼夹为虐。具体来讲，痰阻气滞则血络易瘀，瘀滞气血则痰浊易留，风阳每夹痰瘀上扰，痰瘀每借风动为患。由此可知，此病虽以头痛为主，其病位常牵及肝、脾、脑髓、气血经络，尤肝木脾土最为密切。日久虽有兼气虚、血虚、阴虚者，但以风痰瘀三者为病机大要。其治疗自宜平肝熄风，清化痰热，化瘀通络。孟氏在煎服方法上颇有讲究，要求用水3碗约1500ml，先放诸石类贝壳药物煎30分钟，再纳入其他药物，后放细辛，煎服药液一碗350～400ml，放入鲜生姜汁3～5滴兑服。姜汁佐服可助胃气，摄痰浊，易于发挥药效，速达病所。

孔少华经验方

【组成】生牡蛎、川牛膝、滑石各15g，生石决明、桑寄生各30g，生赭石、旋覆花各12g，炒知母、炒黄柏、桑叶、菊花、蒺藜、僵蚕各10g，川芎、白芷各3g，琥珀5g。

【功效】清热滋阴，抑邪化瘀，散风平肝。

【主治】具有阴虚肝热症状的头痛、眩晕患者。

【加减】若出现目花、目干、易疲劳、肢麻、腰膝酸痛、遗精、耳鸣等肝肾阴虚症状者，加生鳖甲、龟甲各15g，玳瑁10g；头痛部位在头顶正中，加藁本。若出现发热、口渴、目赤、咽痛、舌边尖红、苔微黄、脉浮数等风热症状者，加蔓荆子10g。若出现后脑疼痛、颈部转动不灵活、鼻塞、舌苔薄白、脉浮紧等风寒症状者，加细辛3g。若出现头部刺痛、面色晦滞、口唇色暗、肌肤干燥、眼眶暗黑等瘀血症状者，加桃仁5g，红花、紫木各10g，地龙15g。头痛症状顽固，加全蝎3g，蜈蚣3条，辛夷10g。若出现壮热面赤、烦渴引饮、口舌干燥、大量出汗、脉洪大有力等阳明胃热症状者，加生石膏30g。若出现头晕目眩、神志不宁、大便秘结、小便赤涩、耳鸣耳聋、口苦咽干、胸胁胀满等肝胆火旺症状者，加龙胆炭、焦栀子各10g，羚羊角粉1.2g。若有烦热胸痛、口干唇燥、痰块难以咯出等症状者，加胆南星、法半夏各10g，瓜蒌30g，青竹茹15g，金礞石20g。若出现胃脘嘈杂隐痛、饥不欲食、食后饱胀、口燥咽干、干呕呃逆、大便干结、舌质红少津、苔少、脉细数等胃阴不足症状者，加石斛30g。若出现腰酸而痛、遗精、月经量少、头晕耳鸣等肾阴不足症状者，加鲜生地黄30g。若出现情志不舒症状者，加香附、郁金各10g，九节菖蒲15g。

【方解】头痛的原因主要包括风、寒、火、虚、瘀、痰等，现代人的体质以阴虚肝热型最为多见，发生头痛的原因也多为阴虚肝热。因此孔少华在治疗此病时经常以清热滋阴、抑邪化瘀为组方原则。

方中生牡蛎、生石决明、赭石、旋覆花潜阳抑肝；桑叶、菊花、蒺藜、僵蚕平肝散风；川芎、白芷散风止痛；桑寄生补肾通络；知母、黄柏、川牛膝、滑石、琥珀引湿热下行。诸药配合，共奏清热滋阴、抑邪化瘀、散风平肝之效，故适宜于具有阴虚肝热症状的头痛、眩晕患者。

【注意事项】方中牡蛎、石决明、赭石宜布包先煎，滑石、旋覆花宜布包，琥珀宜研末分冲。

【现代研究】方中牡蛎、黄柏均有镇静作用；牛膝具有降压、镇静、镇痛等作用；桑寄生有降压、镇静作用；旋覆花能提高神经兴奋性；知母有抗血小板聚集作用；桑叶、菊花均有降压作用；蒺藜具有降压、抗动脉硬化、利尿、抗衰老等作用；僵蚕有催眠、抗惊厥作用；川芎能通过血脑屏障，具有扩张血管、改善微循环、增加脑血流量、减轻脑组织缺血性损害和神经系统功能障碍、抑制血小板聚集等作用；白芷具有镇痛、抗炎作用；琥珀有镇静和抗惊厥作用。

【用方经验】孔少华用此方治疗阴虚肝热型头痛，尤其对于偏头痛、神经性头痛等均可取得很好的疗效。在治疗具有胸闷不舒、夜眠不安、舌苔白少泽、脉弦滑数等症状的头痛患者时，效果更佳。

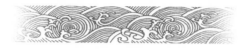

第三章 呼吸系统疑难杂症

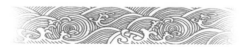

第一节　咳　嗽

咳嗽是一种以强烈的呼气性冲击动作，咳、咳有声，将肺内高压空气喷射而出为主要特征的常见症状。咳嗽的出现，中医认为是因六淫邪气，侵袭肺系，或脏腑功能失调，干犯肺脏，导致肺的宣肃功能失常，肺气上逆所引起。

张梦侬经验方

【组成】桑叶 10 g，苦杏仁 10 g，炒枳壳 10 g，桔梗 6 g，甘草 10 g，前胡 10 g。

【功效】辛凉，轻清，宣散。

【主治】由于外邪风、寒、暑、湿、燥、火或内伤等各种原因犯肺所致的咳嗽。

【加减】风咳而见咳声清高，痰少，舌质红苔白薄，脉浮数者，加薄荷、牛蒡子，辛凉以散风；寒咳而见咳声稍重，痰不易出，色白，舌苔薄白，脉象浮紧，或有头痛者，加紫苏、陈皮，辛温以散寒；湿咳而见咳声重浊，痰白不稠，或头闷身重，舌苔白厚腻滑，脉象缓细者，加苍术、厚朴、陈皮、茯苓、法半夏，辛温甘淡以去湿；热咳而见痰胶黏稠，色黄，或胸中隐痛，舌质红苔白或黄，脉象洪数者，加马兜铃、天花粉、鲜芦根、川贝母，轻苦微辛微寒以清热；燥咳而见咳声清扬，痰少难出，多有喉舌干燥，津液不足，舌红，苔少不润，脉象浮涩者，加北沙参、贝母、瓜蒌皮、知母、陈皮，甘微苦寒轻剂以化痰生津润燥；火咳而见干咳无痰，气上冲喉，口干，舌燥，舌苔白薄或黄而不润，脉多洪数者，加天冬、玄参、知母、天花粉、生石膏，苦甘寒以泻火滋阴；瘀血咳而见咳嗽痰少，痰中时带血丝或血点，胸肋及胁间时发刺痛，舌尖或舌边有明显瘀血点者，加紫菀、茜草、降香、鹿角霜、桃仁、血竭、三七粉，消瘀活血；老痰咳而见痰胶色黑凝结成团，咳不易出，如吐在水中即沉于水底，口燥咽干，若饮开水则痰易出，老

年及平时有吸烟嗜好者，加旋覆花、芒硝捣瓜蒌子、青黛拌蛤粉、海浮石，咸寒、辛甘寒以化顽痰；寒湿咳而见痰稀色白而黏，咳不易出，得热则咳缓，遇寒则咳剧，舌质淡苔白，脉象浮紧或沉迟者，加陈皮、法半夏、茯苓、干姜、桂枝，辛温甘淡以散寒除湿。

【方解】本方乃桑杏汤、枳桔汤相合加减而成，均系手太阴肺经药。因肺所生病为咳嗽上气、喘渴、烦心、胸满等证，故用桑叶之气味甘寒，祛风燥湿，走肺络而宣肺气；杏仁之气味辛甘苦温而利，除风散寒，解肌泻肺，降气行痰；桔梗之气味苦辛而平，入肺，泻热散寒，开胸利膈，行气化痰；前胡之气味辛甘苦寒，畅肺气，解风邪，理胸腹，下气降火，消痰止咳；枳壳之气味甘苦微寒，化痰行气，止喘散结，消胀治咳；甘草之气味甘平中和，泻心火而补脾胃，以资肺气而保护肺脏。甘草合桔梗名甘桔汤，能治咽喉日舌诸病。桔梗合枳壳名枳桔汤，有通肺下气、利膈祛痰之力。此方药只六味，是合桑杏汤、甘桔汤、枳桔汤等方加减组合而成。

【注意事项】服药期间，宜禁食辛甘厚味及鱼腥食物。

【现代研究】方中桑叶有抑菌作用；苦杏仁有镇咳、平喘作用；枳壳有抗炎作用；桔梗具有祛痰、镇咳、抗炎和抗过敏作用；甘草具有肾上腺皮质激素样作用，能够抗炎、抑制过敏反应、祛痰、镇咳及抗病原微生物；前胡有祛痰、止咳作用。

【用方经验】张梦侬将此方用于治疗一般咳嗽的通用方，也可作为治疗各种咳嗽的基本方，但要根据不同的证候进行加减。

止咳汤（岳美中经验方）

【组成】白前、前胡、苦杏仁、甘草、荆芥、防风、连翘、浙贝母、桔梗、芦根。

【功效】宣通肺气。

【主治】外感咳嗽。症见咳病新起，病程较短，咳嗽时作，咳而急剧，声重，或咽痒则咳，或咳声嘶哑。

【加减】恶寒甚者，加紫苏叶；热甚者，加麻黄、石膏。

【方解】本方从桑菊饮变化而来。方中用白前、前胡、桔梗、苦杏仁宣降肺气以止咳，其中桔梗、苦杏仁宣肺，前胡、白前肃降肺气，一升一降，使气机调畅，宣肃有权，则咳嗽自止；荆芥、防风祛风解表，使邪从表而出；连翘、芦根清肺热，芦根还能化痰止咳；浙贝母润肺止咳化痰；甘草止咳化痰，调和诸药。全方寒热并投，升降并用，解表而不伤正，清热而不伤阳，散寒而不助热，是治疗外感咳嗽的良方。

【注意事项】本方不宜久煎。

【现代研究】方中前胡具有祛痰、止咳和抗菌作用；苦杏仁有镇咳、平喘作用；甘草具有肾上腺皮质激素样作用，能够抗炎、抑制过敏反应、祛痰、镇咳及抗病原微生物；荆芥、防风均具有抗菌、抗炎作用；连翘具有抗病原微生物和抗炎作用；浙贝母有镇咳作用；桔梗具有祛痰、镇咳、抗炎和抗过敏作用。

【用方经验】岳美中将此方用于治疗外感咳嗽，对外感咳嗽表证不甚明显，无明显寒热症者，四季可通用。常用剂量：白前 6 g，前胡 9 g，苦杏仁 9 g，甘草 3 g，荆芥 6 g，防风 6 g，连翘 9 g，浙贝母 9 g，桔梗 6 g，芦根 24 g。

润肺汤（岳美中经验方）

【组成】北沙参、马兜铃、山药、牛蒡子、桔梗、枳壳。

【功效】滋阴润肺，利气止咳。

【主治】感冒后干咳痰黏不爽，难以咳出。

【加减】咳而喉痒者，加橘红；痰多咳甚者，加苦杏仁、浙贝母；喘者，加瓜蒌子，但必新炒，陈久者不良。

【方解】燥痰润肺，反用宣法，越宣越燥，势必干咳不止。方中用北沙参润肺益气，马兜铃开豁结痰，是一开一阖；山药滋脾补虚，牛蒡子宣散结气，是一补一泻；桔梗引气排气排痰，枳壳下气降逆，是一升一降。六药合用，相反相成。润肺则咳止，气展则痰豁，故可用于咯痰不爽、干咳频频之症。

【注意事项】方中马兜铃含马兜铃酸，有一定肾毒性，不宜久服。

【现代研究】方中北沙参有祛痰作用；马兜铃具有祛痰、止咳和扩张支气管等作用；牛蒡子具有一定抑菌作用；桔梗具有祛痰、镇咳、抗炎和抗过敏作用；枳壳有抗炎作用。

【用方经验】岳美中将此方用于治疗感冒后干咳频作、痰黏难于咳出者，相当于急性支气管炎迁延。因方中马兜铃所含肾毒性物质问题，使此方的应用受到明显限制，临床中可以用地龙、葶苈子等药代替。常用剂量：北沙参 9 g，马兜铃 6 g，山药 9 g，牛蒡子 6 g，桔梗 6 g，枳壳 6 g。

健脾止咳汤（刘炳凡经验方）

【组成】明党参 12 g，白术 10 g，茯苓 10 g，炙甘草 5 g，法半夏 5 g，陈皮 5 g，远志 3 g，苦杏仁 10 g，杜仲 10 g，补骨脂 3 g，款冬花 5 g，山药 12 g，木蝴蝶 3 g。

【功效】健脾化痰，润肺止咳，补肾纳气。

【主治】咳嗽经久不愈。

【加减】咳嗽吐白色泡沫痰属外寒夹饮者，加干姜 3 g，桑叶易紫苏叶以温肺散寒化饮；阳虚不达四肢而出现脉微肢冷者，加附片 3 g 以温煦肾阳；湿阻脾阳导致清阳不升、浊阴不降而出现恶心欲吐、胸腹饱胀者，加砂仁 3 g，豆蔻 3 g，鸡内金 3 g 以芳香化浊、和胃降逆；气滞于肠胃而出现脘腹饱胀者，加荜澄茄 3 g 以行气导滞。

【方解】《黄帝内经》曰："五脏六腑皆令人咳，非独肺也。"《医方类聚》曰："治嗽正当养脾，以土生金，而肺病自安矣。"周慎斋曰："诸病不愈，宜从中治。"李念莪曰："治痰不理脾胃非其治也。"故治痰先补脾，脾为生痰之源，脾复健运之常，而痰自化。故用六君子汤健脾祛湿，以化其痰；苦杏仁、款冬花、远志润肺止咳；久咳伤肾，导致肾气虚弱而出现气促不足以息，故以杜仲、山药、补骨脂补肾纳气；木蝴蝶润肺舒肝，又可清利咽喉。方中明党参一味，《本草从新》曰："补肺气，通便，下行，补气生津，治咳喘逆。"既有清肺化痰之效，又具益气生津之功。诸药配合，共奏健脾、润肺、补肾之效。

【注意事项】方中远志、款冬花均宜炙用。

【现代研究】方中白术有强壮、促进细胞免疫和体液免疫、提高机体抗病能力和抗菌作用；茯苓有免疫调节、间接抗病毒、诱生和促诱生干扰素等作用；甘草具有肾上腺皮质激素样作用，能够抗炎、抑制过敏反应、祛痰、镇咳及抗病原微生物；半夏具有镇咳、祛痰和防治矽肺作用；陈皮具有祛痰、止咳、抗炎、抗过敏、抗病原微生物等作用；远志有明显祛痰作用；苦杏仁有镇咳、平喘作用；杜仲有抗炎、增强免疫等作用；补骨脂有抗菌和增强免疫等作用；款冬花有止咳、祛痰、平喘作用；木蝴蝶有抗炎、抗变态反应等作用。

【用方经验】刘炳凡将此方用于治疗久咳，相当于急性支气管炎迁延期和慢性支气管炎，尤宜于无明显外感和热象者。此方的治疗重点在于脾肾，融健脾、补肾、润肺于一炉，对于久咳不愈者能取得了很好的临床疗效。

降逆止咳汤（赵棻经验方）

【组成】木蝴蝶 12 g，蜜炙枇杷叶 9 g，苦杏仁 7 g，百部 12 g，厚朴 9 g，枳壳 9 g，旋覆花 9 g，赭石 15 g，郁金 9 g，麦芽 30 g，谷芽 30 g，海螵蛸 20 g，甘草 5 g。

【功效】平降肝胃，肃肺止咳。

【主治】胃酸反流性咳嗽。

【加减】胃痛者，加川楝子。

【方解】本方所治胃酸反流性咳嗽，是先有胃肠疾患，后生咳嗽，既无表证，当求内因，所谓诸脏先伤，后传于肺，标见于肺，而其本在脏腑之间。在上述咳嗽症状中，除有胃本身腑气不得通降外，最明显者当涉及

肝气作用。推及肝气犯肺病机，又不同于木火刑金、上逆侮肺之证，只是由于肝胃气机失调，升降失司，肺失清肃所致，现代医学亦认为是酸性胃内容物，逆流于食道，或少量胃酸误吸入气管，或胃酸刺激食管黏膜导致反射性的咳嗽。此病以胃病在先，咳为继发，故治此咳，重在疏导通降，调其气机，而咳可止，即所谓降肝胃而寓宁肺。

方中取枇杷叶和胃下气，苦杏仁助肺肃降，百部对新久寒热诸咳皆有止咳之功，三味配合为宁咳之主力，用以治标。厚朴、枳壳通腑导滞，旋覆花、赭石重镇降逆，木蝴蝶、郁金疏调肝气，三组药物相配，为疏肝降逆之主力，用以治本。海螵蛸、甘草解胃痛而止酸，麦麦、谷芽益脾助化，升降气机。共奏平降肝胃，肃肺止咳之功。

【注意事项】方中旋覆花宜布包，赭石宜布包先煎。

【现代研究】方中木蝴蝶有抗炎、抗变态反应等作用；枇杷叶镇咳、祛痰和抗菌、抗炎作用；苦杏仁有镇咳、平喘作用；百部有镇咳、祛痰、抗病原微生物和缓解支气管平滑肌痉挛等作用；厚朴具有助消化、抗胃溃疡和抑制胃酸分泌等作用；枳壳有抗炎和抑制胃肠运动等作用；旋覆花具有平喘、镇咳、抗菌、增加小肠蠕动等作用；赭石能促进肠蠕动；麦芽、谷芽均有助消化作用；海螵蛸有制酸止痛作用；甘草具有肾上腺皮质激素样作用，能够抗炎、抑制过敏反应、祛痰、镇咳、抗病原微生物、抗胃溃疡、抑制胃酸分泌和缓解胃肠平滑肌痉挛。

【用方经验】赵棻将此方用于治疗胃酸反流性咳嗽，乃因在消化性溃疡、食管炎、浅表性胃炎及慢性萎缩性胃炎等疾病中，常由于胃酸反流导致支气管受刺激而发生咳嗽，其表现并无表证，轻者见饭后嗳气，脘腹胀满，重者有上腹部或胸骨后灼热，嘈杂感，伴呕恶泛酸，咳嗽骤作但少痰，而以夜间易于发作，胃病与咳嗽交缠一起，单治咳，咳不止，专治胃，咳难宁，此病应以肺为标，肝胃为本，止咳为标，降逆为本。故治法只宜平降肝胃之气，兼助肺肃降，而咳可宁。

疑难杂症国医圣手时方

桑薄清宣汤（张珍玉经验方）

【组成】桑叶9g，薄荷6g，桔梗6g，炒枳壳6g，前胡6g，牛蒡子6g，生白芍6g，紫菀6g，川贝母6g，甘草3g。

【功效】清热疏风，宣肺止咳。

【主治】外感咳嗽，多见发热、咽痛、咳痰黄稠等症状。

【加减】咳甚者，加炒苦杏仁；痰多色白者，加陈皮、姜半夏；痰黄质稠者，加竹茹；干咳无痰者，加北沙参、麦冬；兼发热者，加金银花、连翘；恶寒、鼻流清涕者，加荆芥穗或蝉蜕。

【方解】外感六淫之邪，不管属寒、属热，多影响肺的宣发功能，气不得宣，冲逆激荡，即发为咳嗽。六淫邪气从肌表皮毛口鼻而入，导致肺的宣发功能失常，气机郁滞，则见鼻塞流涕，胸闷气促，肺气上逆，故咳嗽；外邪束肺，肺失宣散，津聚成痰，故咳嗽多有痰。由于外感咳嗽以肺失宣发为病机，故其治疗当突出一个"宣"字，一则以宣驱散外邪，一则借宣助肺之宣发。

方中以桑叶、薄荷清热疏风，宣散风热；桔梗宣肺止咳，枳壳降肺下气，两者相配，宣中有降，共同燮理气机升降，以复肺之宣降之职；配伍牛蒡子清热利咽，前胡清热降肺化痰，紫菀、川贝母止咳化痰，生白芍清热养阴，且扶阴而不敛邪，甘草调和诸药。诸药合用，共奏疏风清热、宣肺止咳之功。

【注意事项】方中川贝母宜研末分冲。

【现代研究】方中桑叶、牛蒡子均具有抗菌作用；薄荷能减少呼吸道泡沫痰；桔梗具有祛痰、镇咳、抗炎和抗过敏作用；枳壳具有抗炎作用；前胡、紫菀均具有祛痰、止咳和抗菌作用；白芍具有抗炎和增强免疫作用；川贝母有镇咳、祛痰作用；甘草具有肾上腺皮质激素样作用，能够抗炎、抑制过敏反应、祛痰、镇咳及抗病原微生物。

【用方经验】张珍玉将此方用于治疗外感咳嗽，认为由于气候的变化，时代的变迁，以及饮食和居住生活条件的改善，当今之人多体质壮实，阳盛有余。故外感风寒，多从热化。临床以此方加减治疗外感咳嗽，无论长幼，每每二三剂而咳止病愈，对小儿外感咳嗽尤为明显。

加味二陈汤（张珍玉经验方）

【组成】姜半夏6g，化橘红9g，茯苓9g，炒白术9g，五味子6g，桔梗6g，炒枳壳6g，前胡6g，紫菀6g，川贝母6g，甘草3g。

【功效】温中化痰，降逆止咳。

【主治】内伤咳嗽痰湿阻肺证。多见胸闷憋气、咳嗽气喘、咳痰量多等症状。

【加减】若痰黏难咳者，加竹沥或炒苦杏仁；痰黄黏稠者，加栀子；兼喘者，加旋覆花；兼气虚者，加人参或党参；喘急伴水肿者，加葶苈子；久咳伤肾者，加沉香。

【方解】肺为贮痰之器，肺的肃降功能失常，气机不降而上逆，肺气不降，故见胸闷憋气；肺气上逆，则咳嗽气喘；痰随气逆，则咳痰量多。其治疗要立足于一个"降"字，无论采用清热、养阴、化痰等治法，皆要加用肃降肺气的药物。就临床所见，内伤咳嗽多为痰湿阻肺，遵《金匮要略》"病痰饮者，当以温药和之"之法。

方中以二陈汤燥湿化痰，理气和中；桔梗、枳壳一升一降，化痰止咳；白术健脾祛湿，消其生痰之源；前胡、紫菀、川贝母化痰理气，宣肺止咳；五味子养阴敛肺止咳；甘草健脾化痰，调和诸药。全方共奏燥湿化痰、降肺止咳之功。

【注意事项】方中川贝母宜研末分冲。

【现代研究】方中半夏具有镇咳、祛痰和防治矽肺作用；化橘红具有祛痰、止咳、抗炎、抗过敏、抗病原微生物等作用；茯苓有免疫调节、间接抗病毒、诱生和促诱生干扰素等作用；白术具有强壮和增强免疫作用；五味子具有镇咳、祛痰和呼吸兴奋作用；桔梗具有祛痰、镇咳、抗炎和抗过敏作用；枳壳具有抗炎作用；前胡、紫菀均具有祛痰、止咳和抗菌作用；川贝母有镇咳、祛痰作用；甘草具有肾上腺皮质激素样作用，能够抗炎、抑制过敏反应、祛痰、镇咳及抗病原微生物。

【用方经验】张珍玉将此方用于治疗内伤咳嗽，认为内伤咳嗽可由痰湿阻肺、肝火犯肺、肺阴亏虚、肾水上泛等导致肺失肃降所引起，但临床最多见的是痰湿阻肺，常见于老年性慢性支气管炎、支气管扩张等。其治疗重在肃降，佐以宣发。宣与降的侧重，既应注意药味的比例，又须留心宣降药物剂量的比例，还需根据肺失宣降的程度，酌配升降药对、参以调理气机的动药。

路志正经验方

【组成】南沙参 15 g，麦冬 12 g，桃仁 12 g，苦杏仁 12 g，炒紫苏子 9 g，黛蛤散（包煎）9 g，炙百部 9 g，白茅根 15 g，芦根 15 g，炙甘草 6 g。

【功效】润肺益肺，清肝降气，化痰通络。

【主治】外感时邪咳嗽，迁延不愈，干咳少痰，或咳逆痰滞以咳为主，或呛咳面赤，甚或喘憋，阵发性加剧，痰白黏量少，舌质淡红，苔薄而不厚腻，脉弦或细或寸脉小滑或小数。

【加减】久咳不止者，加五味子；咽痒不适者，加木蝴蝶或青果；痰滞难以咯出者，加紫菀；痰白量多者，去桃仁，加清半夏、茯苓、薏苡仁；肺气虚者，加太子参；肾阴虚者，加枸杞子、山茱萸、制何首乌、河车大造丸。

【方解】长期慢性咳嗽，以咳为主者，要从内伤着手，非器质性病变者，以调整脏腑功能为先，治宜以清润平降为大法。

方中用南沙参、麦冬、白茅根、芦根，清润甘淡，润肺金，益肺气；喘憋面赤属肝（气）火挟痰上逆于肺系所致，故选黛蛤散清肝火，降逆气，除痰止咳以保肺金；炒紫苏子苦微辛平，降气化痰；百部苦平，润肺止咳；桃仁、苦杏仁苦平辛润，既能肃降肺气止咳，又可辛润通络和血以利气机；炙甘草甘而微温，甘缓止咳，调和诸药。全方清润为主，苦平润降为辅，不燥不烈，气血痰标本兼顾，与咳嗽顽疾的病机特点相符合。

【注意事项】服药期间，宜忌煎炒炙煿食物。

【现代研究】方中沙参有祛痰作用；麦冬有增加白细胞总数和增强免疫作用；桃仁具有抗炎、镇咳作用；苦杏仁有镇咳、平喘作用；紫苏子有抑菌作用；黛蛤散具有抑菌、抗炎作用；百部有镇咳、祛痰、抗病原微生物和缓解支气管平滑肌痉挛等作用；甘草具有肾上腺皮质激素样作用，能够抗炎、抑制过敏反应、祛痰、镇咳及抗病原微生物。

【用方经验】路志正研究员将此方用于治疗顽固性咳嗽，认为其治疗宜从内伤着眼，以清润平降为主，才能取得较好疗效。

苏地桑白汤（刘启庭经验方）

【组成】紫苏叶 20 g，地骨皮 30 g，桑白皮 15 g，炙百部 15 g，白前 15 g，紫菀 12 g，桔梗 15 g，陈皮 10 g，甘草 10 g。

【功效】宣肺疏表，清热润肺，化痰止咳。

【主治】咳嗽热邪郁肺证。症见咳嗽，胸闷憋气，时发时止，早晚加重，一般无寒热，大便偏干，舌质红，苔白，脉虚数或细数。

【加减】若寒邪束肺，咳喘并作者，加炙麻黄、苦杏仁；若风邪伤肺，干咳无痰、连声咳嗽阵阵发作者，加麦冬、瓜蒌；若痰热内阻，咳嗽剧烈、痰黏咳吐不出、咽喉肿痛者，加芦根、黄芩、马勃；气机上逆而咳嗽、喘憋者，加厚朴、枇杷叶；若寒邪郁肺、湿痰内阻、痰湿上泛而咳嗽、吐痰清稀者，加焦白术、半夏、炮姜炭；痰湿郁久化热，痰黄黏稠、咳嗽吐不尽者，加黄芩、川贝母；风热犯肺引动肝火，咽干喉痛、咽喉刺痒作咳者，加板蓝根、牛蒡子；肺叶焦急、伤及血络而致咳嗽吐痰带血丝者，去紫苏叶，加麦冬、黄芩炭、侧柏叶、墨旱莲。

【方解】方中用紫苏叶宣散肺气，地骨皮、桑白皮清肺泻热，百部、白前、紫菀润肺化痰，桔梗、陈皮宣肺降气，甘草调和诸药。共奏宣肺清热、化痰止咳之功。

【注意事项】方中紫菀宜炙用。

【现代研究】方中紫苏叶有镇咳、祛痰、平喘和抗菌作用；地骨皮有抗病原微生物作

疑难杂症国医圣手时方

疑难杂症国医圣手时方

用；百部有镇咳、祛痰、抗病原微生物和缓解支气管平滑肌痉挛等作用；紫菀具有祛痰、止咳和抗菌作用；桔梗具有祛痰、镇咳、抗炎和抗过敏作用；陈皮具有祛痰、止咳、抗炎、抗过敏、抗病原微生物等作用；甘草具有肾上腺皮质激素样作用，能够抗炎、抑制过敏反应、祛痰、镇咳及抗病原微生物。

【用方经验】刘启庭将此方用于治疗热郁咳嗽，对于热象明显而见咳痰黄稠者，加鱼腥草、重楼；大便干结者，加瓜蒌子；喉中有痰鸣音者，加射干、麻黄；喘促不能平卧者，加葶苈子、地龙。

刘燕池经验方

【组成】地黄、玄参、浙贝母、苦杏仁、桑白皮、炙枇杷叶（去毛）各 10～15 g，桔梗 10 g。

【功效】凉血滋阴，清肺化痰。

【主治】各型咳嗽。

【加减】外感初期，鼻塞流涕者，去生地黄、玄参，加辛夷；外感风寒者，加荆芥、防风；外感风热者，加金银花、连翘、桑叶；肺热重者，加蜜麻黄、生石膏、黄芩、鱼腥草、芦根；咽痛明显者，加牛蒡子、板蓝根、木蝴蝶；痰黄黏胸闷者，加瓜蒌、炒莱菔子；痰少而黏者，加北沙参、麦冬；痰多清稀有泡沫者，加细辛、干姜；痰黏难以咯出者，加葶苈子、芥子；痰多易咳出者，合二陈汤；便秘者，加玄明粉、酒大黄；兼呕吐者，加竹茹。

【方解】方中用地黄、玄参凉血清热养阴，浙贝母、苦杏仁、桑白皮、枇杷叶、桔梗清肺化痰止咳。共奏凉血滋阴、清肺化痰之功。

【注意事项】服药期间，宜忌煎炒炙煿食物。

【现代研究】方中生地黄具有抗炎、抗过敏作用；玄参有抗菌作用；浙贝母有镇咳作用；苦杏仁有镇咳、平喘作用；枇杷叶有镇咳、祛痰、平喘和抗菌作用；桔梗具有祛痰、镇咳、抗炎和抗过敏作用。

【用方经验】刘燕池将此方用于治疗各型

咳嗽，认为运用凉血滋阴法治疗咳嗽，这与城市居民营养过剩、嗜食酒酪厚腻、精神紧张、工作压力大等因素，引起血热致咳有关，同时由于肺为娇脏，喜润恶燥，血热者每易致肺阴津耗伤，故创立凉血滋阴新方，与宣肺化痰、清肺化痰、理气化痰、温肺化痰、降气化痰等药物配伍应用，疗效颇佳。

郭赛珊经验方

【组成】黄芩 10～15 g，半夏 10 g，葶苈子 20 g，桑白皮 30 g，地骨皮 30 g，紫菀 10 g，苦杏仁 10 g，白术 10 g，生薏苡仁 30 g，柴胡 10 g，白芍 15 g，女贞子 15 g，墨旱莲 10 g，全蝎 6 g，丹参 30 g，桃仁 10 g，甘草 6 g。

【功效】清肺化痰，肃肺下气，健脾疏肝，滋补肝肾，活血化瘀。

【主治】痰热阻肺型咳嗽。

【加减】痰不易咯出者，加旋覆花、海浮石；咽痛者，加连翘、桔梗；咳嗽影响睡眠者，加珍珠母；便秘者，增加白芍用量。

【方解】方中黄芩燥湿清热，清泻肺火，半夏燥湿化痰，两者相配清肺化痰，治疗痰热阻肺，为君药；葶苈子、地骨皮、桑白皮清泻肺热，紫菀润肺下气，消痰止咳，苦杏仁止咳平喘，润肠通便，五者共为臣药；白术、生薏苡仁健脾祛湿，柴胡、白芍疏肝柔肝，调畅气机，女贞子、墨旱莲滋阴补肾而养肺阴，全蝎、丹参、桃仁活血化瘀，甘草止咳化痰，调和诸药。全方强调协调脏腑功能，使痰热消、气机畅而咳嗽止。

【注意事项】方中全蝎宜研末分冲。

【现代研究】方中黄芩具有抗病原微生物及抗炎作用；半夏具有镇咳、祛痰和防治硅沉着病作用；地骨皮有抗病原微生物作用；紫菀具有祛痰、止咳和抗菌作用；苦杏仁有镇咳、平喘作用；白术具有强壮和增强免疫作用；柴胡具有镇咳、抗炎和抗病原微生物等作用；白芍、女贞子均具有抗炎和增强免疫作用；丹参有抗菌、抗炎作用；桃仁具有抗炎、镇咳作用；甘草具有肾上腺皮质激素样作用，能够抗炎、抑制过敏反应、祛痰、镇咳及抗病原微生物。

【用方经验】郭赛珊将此方用于治疗痰热阻肺型咳嗽，认为咳嗽的病因很多，但以痰热咳嗽为主。其治疗宜在清肺化痰的基础上，恢复脏腑功能，协调各脏腑之间的关系，才能取得较好疗效。

宣肺止咳汤（毕朝忠经验方）

【组成】芥子、桑白皮、百部各15 g，郁金、苦杏仁、桔梗、前胡、五味子、僵蚕、紫苏叶、牛蒡子、桃仁各12 g，槟榔8 g，甘草6 g。

【功效】宣肺利气，化痰止咳。

【主治】各种咳嗽。

【加减】风寒咳嗽表寒未解者，加荆芥、防风；痰白量偏多者，加橘皮、京半夏；鼻塞流涕者，加苍耳子、辛夷；痰中带血者，加栀子、白茅根、仙鹤草；风热咳嗽表热未解者，加金银花、连翘、薄荷；燥热咳嗽，加北沙参、麦冬、知母；痰热咳嗽痰黄量多者，加鱼腥草、黄芩、浙贝母、瓜蒌皮；胸闷者，加枳实、瓜蒌皮；气喘者，加紫苏子、葶苈子；胸痛者，加橘络、丝瓜络；咽痒、咽痛者，加蝉蜕、胖大海、射干；咽干口燥者，加玄参、麦冬；大便秘结甚者，加大黄。

【方解】肺气宜宣宜降，肺气为邪壅闭，则宣肃不利，发为咳嗽。其发病大多由感受外邪而诱发，以邪实、邪实正虚者多见，其机理在于肺失宣降，且以肺气失宣为主。外感咳嗽多为新病，不论风寒、风热、风燥，皆因邪束卫表，肺失宣发，气机不利，呼吸不畅而咳嗽。治疗当以宣肺为主，创立宣肺止咳汤，根据外邪的性质进行加减。内伤咳嗽多为久病，多属邪实与正虚并见，则在宣散外邪的同时调护正气，使肺气宣畅则咳嗽自止。

方中芥子宣通肺气，利气豁痰；郁金开肺经之郁，顺逆气；桔梗、紫苏叶宣肺止咳；苦杏仁、桑白皮、僵蚕祛痰止咳；百部、五味子润肺止咳；槟榔降气而化痰；牛蒡子清肺利咽；桃仁、郁金活血兼理气。共奏宣肺利气、化痰止咳之效。

【注意事项】方中五味子，外感咳嗽新发时需减量或不用，以免敛涩留邪；久咳患者则用量可适当增加，以增强收敛肺气之效。白芥子性温，偏热者宜减少用量。外感咳嗽不用桃仁，小孩、青壮年久咳者，桃仁的用量宜小。

【现代研究】方中芥子能刺激胃黏膜，反射性引起支气管分泌增加，使痰液变稀而起祛痰作用；百部有镇咳、祛痰、抗病原微生物和缓解支气管平滑肌痉挛等作用；苦杏仁有镇咳、平喘作用；桔梗具有祛痰、镇咳、抗炎和抗过敏作用；前胡具有祛痰、止咳和抗菌作用；五味子具有镇咳、祛痰和呼吸兴奋作用；紫苏叶有镇咳、祛痰、平喘和抗菌作用；牛蒡子具有抗菌作用；桃仁具有抗炎、镇咳作用；甘草具有肾上腺皮质激素样作用，能够抗炎、抑制过敏反应、祛痰、镇咳及抗病原微生物。

【用方经验】毕朝忠将此方用于治疗各种咳嗽，认为其病因无论外感、内伤，均以肺失宣肃为主要原因，其治疗宜以宣肺作为基础，再随证加减，以期取得较好疗效。

宣肺止嗽汤（周仲瑛经验方）

【组成】炙麻黄、桔梗各5 g，苦杏仁、制半夏、前胡、浙贝母各10 g，佛耳草12 g，生甘草3 g。

【功效】宣利肺气，止咳化痰。

【主治】外感咳嗽。症见咳嗽频频，咽痒则咳，或阵发呛咳，气急，或咳声不扬，甚至咳延数周，逾月，咯吐泡沫黏痰，色白或淡黄，量少或多，咽部可有急性或慢性充血证，舌质淡红、苔薄白，脉浮滑。

【加减】风邪在表者，加紫苏叶10 g，桑叶10 g；寒饮伏肺者，加细辛3 g；痰湿上扰者，加茯苓10 g，陈皮6 g；肺热内郁者，加生石膏（先煎）15 g，知母10 g；痰热蕴肺者，加桑白皮12 g，冬瓜子10 g；阴津耗伤者，加南沙参10 g，天花粉10 g。

【方解】外感咳嗽乃属六淫犯肺，肺失宣降而成。其治疗重在宣通，宣可开肺祛邪，通能利肺降气。方中药味多辛，符合"肺欲辛"、肺病宜用"辛泻之"的经训。此方以三拗汤为基础，原方取麻黄为君，辛宣散邪，邪祛则肺气自不上逆；苦杏仁为臣，助麻黄以利肺下气止咳，复其升降之职；甘草为佐使，缓肺气之上逆。合入仲景桔梗汤，一能祛痰宣肺以止咳，一可清利咽喉，因咽喉乃肺之门户，外邪必由此假道以犯肺，故外感咳嗽常兼咽喉病变，成为久延不愈的重要原因，为此宣肺常须利咽。同时配伍前胡、贝母清肃肺气，佛耳草止咳化痰降气。纵观全方，虽主以辛宣，但温中有清，温而不燥，降中寓升，升降互济，诸药相配，可以各显其长，互制其短，故取其效。

【注意事项】服药期间，宜忌煎炒炙煿食物。

【现代研究】方中麻黄能缓解支气管平滑肌痉挛；桔梗具有祛痰、镇咳、抗炎和抗过敏作用；苦杏仁有镇咳、平喘作用；半夏具有镇咳、祛痰和防治矽肺作用；前胡具有祛痰、止咳和抗菌作用；浙贝母有镇咳作用；佛耳草有祛痰、止咳、平喘作用；甘草具有肾上腺皮质激素样作用，能够抗炎、抑制过敏反应、祛痰、镇咳及抗病原微生物。

【用方经验】周仲瑛将此方用于治疗外感咳嗽，包括上呼吸道感染、急性支气管炎、慢性支气管炎急性发作等病，都有较好疗效。

化痰止咳汤（吴银根经验方）

【组成】胡颓叶 15 g，野荞麦根 30 g，黄荆子（包煎）30 g，蜜紫菀 15 g，款冬花 15 g，法半夏 15 g，制南星 15 g。

【功效】燥湿化痰止咳。

【主治】痰湿咳嗽。症见痰多、质清稀或黏稠，或因痰湿停滞胸中而见胸脘痞闷。

【加减】肺热者，加黄芩、连翘、鱼腥草、蒲公英、紫花地丁；久咳者，加党参、黄芪、白术、山药、黄精；喘促者，加当归、沉香、紫苏子、淫羊藿、巴戟天、山药；久病入络瘀滞者，加蜈蚣、全蝎、蝉蜕、僵蚕等。

【方解】咳嗽为有痰且有声，盖因伤于肺气，动于脾湿，咳而且嗽也。故咳嗽，不论外感与内伤，未有不涉及痰者。痰液留滞气道，未有不经咳嗽而排出者。因此，治咳嗽应以治痰为先。痰液得清，亦可缓解咳嗽症状。痰为水饮所聚，而水饮之所生又多因于湿，始微渐显，散则弥漫，聚则成痰。故有痰必有湿，治痰必燥湿。

金代刘完素曰："治咳嗽者治痰为先。"胡颓叶性平味微苦，止咳平喘；野荞麦根性寒味酸苦，能清热解毒、祛风利湿、排脓祛瘀；黄荆子性温味辛苦，能散风祛痰、止咳平喘、理气止痛，三者共为君药。配伍半夏、南星为臣药，增加燥湿化痰之力。佐以紫菀、款冬花辛苦温润之品，温肺寒、润肺燥、补肺气、止痰咳。诸药共奏化痰止咳之效。

【注意事项】本方燥湿化痰力盛，故不适合阴虚燥咳的患者。同时对脾胃虚弱者须时时顾护胃气。

【现代研究】方中胡颓叶有解痉平喘作用，对抗组胺引起的支气管痉挛效果显著，具有抗病毒和抗菌功效；黄荆子有平喘、抗菌作用，尤其对金黄色葡萄球菌、铜绿假单胞菌、白喉棒状杆菌等作用显著，对支气管黏膜柱状上皮病变有修复作用；野荞麦根有解热抗炎、祛痰镇咳作用；半夏、紫菀、款冬花有止咳化痰功效，其中半夏有抗硅沉着病作用，紫菀有抗铜绿假单胞菌作用，款冬花有平喘之功；制南星有抗炎、祛痰作用和抗凝血作用。

【用方经验】吴银根将此方用于治疗痰湿咳嗽，认为肺系痰湿证常与肺气不宣、肺失肃降、肺气不固、痰湿蕴结、痰浊黏滞等相关，且痰为阴邪，更加湿邪为患，则痰湿互结，故临床上痰浊壅阻、痰湿蕴滞、痰热胶着常是肺系疾病的治疗要点、难点。痰湿咳嗽多见于慢性支气管炎、支气管扩张、肺脓肿、支气管哮喘等多种肺系疾病，其辨证要点是咳嗽声重、痰多黏稠及胸闷脘痞，呕恶食少，舌苔腻、脉滑。痰既是病理产物，又是致病因素。吴教授辨治此等咳嗽多从治痰入手，故治法上重视化痰，往往在化痰止咳汤的基础上，根据痰的寒、热、虚、实不同，采用温肺化痰、清肺化痰、健脾化痰等治法。寒痰者，常加附子、干姜、生姜、吴茱萸等；

热痰者，加黄芩、连翘、鱼腥草、蒲公英、紫花地丁等；脾虚痰蕴者，加党参、黄芪、白术、山药、黄精等。同时吴教授还注重调畅气机，运用降气、顺气、宣发、纳气等理气药物恢复气机的升降出入，常用药物如当归、沉香、紫苏子、枳实、厚朴等，令肺气宣肃正常。

杨继荪经验方

【组成】鱼腥草、黄芩、野荞麦根、桔梗、前胡、浙贝母、苦杏仁、姜半夏、枇杷叶。

【功效】清泄肺热，解毒化痰，肃肺止咳。

【主治】痰热咳嗽。症见咳嗽，咯痰量多，其色或黄或白，其质黏稠，舌质红，苔黄腻，脉滑数。

【加减】外感发热者，加薄荷、紫苏叶疏风解表；咽痛鼻塞者，加牛蒡子、蝉蜕、苍耳子利咽、通鼻窍；舌质红、热重者，加金银花、连翘、重楼以加强清涤肺热之力；舌质红少津者，加鲜芦根、鲜石斛清热生津；苔白腻、头身重、湿困者，加藿香、佩兰芳香化湿；胸脘胀闷者，选加瓜蒌、郁金、枳壳、厚朴、莱菔子以宽中活血，祛痰下气；气喘者，加麻黄、射干、地龙以平喘解痉；久嗽气逆，痰始终呈白色者，加紫菀、款冬花凉温并用，消痰下气，定喘止咳。对于内伤咳嗽，如气阴虚者，加太子参、北沙参益气养阴；脾虚者，加茯苓、炒白术、山药、薏苡仁健脾化湿；气血虚者，加生黄芪、当归益气养血；肾不纳气者，加补骨脂、紫石英补肾纳气。

【方解】无论是外感新起的咳嗽，或是新感引动宿疾呈急性发作的咳嗽，其诱发起病之因皆是由于感受外邪，因表邪不解，循经入里，郁而化热，引起咳嗽和痰多、质黏、痰色白或黄等症。故强调痰因热成，重视痰与热之间存在因果关系，其治疗宜以清热解毒法为主。

方中用鱼腥草、黄芩、野荞麦根清泄肺热；桔梗、前胡，一升一降，宣降肺气；浙贝母、苦杏仁清热化痰，降气止咳；姜半夏、枇杷叶降气化痰，和胃降逆。共奏清泄肺热、解毒化痰、肃肺止咳之功。

【注意事项】方中枇杷叶宜在水中刷洗去毛。

【现代研究】方中鱼腥草有抗病原微生物、抗炎等作用，并能提高慢性气管炎患者白细胞的吞噬功能；黄芩具有抗病原微生物、抗炎、抗变态反应等作用；野荞麦根具有抗菌和抗炎作用；桔梗具有祛痰、镇咳、抗炎和抗过敏作用；前胡具有祛痰、止咳和抗菌作用；浙贝母有镇咳作用；苦杏仁有镇咳、平喘作用；半夏具有镇咳、祛痰和防治矽肺作用；枇杷叶有镇咳、祛痰、平喘和抗菌作用。

【用方经验】杨继荪将此方用于治疗痰热咳嗽，认为乃因表邪入里，邪郁化热，痰因热成所致。常用剂量：鱼腥草 30 g，黄芩 10 g，野荞麦根 30 g，桔梗 12 g，前胡 10 g，浙贝母 10 g，苦杏仁 9 g，姜半夏 12 g，枇杷叶 12 g。

第二节　咯　血

咯血是一种以气管、支气管或肺组织出血，经口腔咳嗽而出，其色鲜红，呈泡沫状，常夹痰液为主要特征的常见症状。咯血的发生，中医认为乃因外感六淫，风热燥邪伤肺，或七情内伤，肝气郁结化火，灼伤肺络，或跌打损伤，肺络受损，或肺、脾、肾亏虚，阴虚而虚火上炎，气虚而气不摄血所引起。

麻瑞亭经验方

【组成】茯苓 9 g，甘草 6 g，炒白芍 15 g，牡丹皮 9 g，生地黄炭 9 g，陈皮 12 g，

疑难杂症国医圣手时方

炒苦杏仁9g，法半夏9g，前胡9g，川贝母9g，炙五味子12g，北沙参12g，侧柏叶炭12g，棕榈炭12g，藕节60g，白茅根15g。

【功效】健脾疏肝，平胆和胃，理气降逆，敛肺止血。

【主治】脾湿胃逆，胆火刑肺，灼伤肺络。症见咳嗽痰多色白，反复咳血，或痰黄黏稠，或痰中带血，咳唾难出，纳差胸闷，头目昏晕，口臭口干，或渴不欲饮，唯喜温水漱口，大便干燥或大便初下不利，面色虚浮，甚则苍白，脉濡滞，舌苔白腻或黄腻，舌质胖或紫暗。

【加减】咳血不甚，不思食者，加豆蔻开胃健脾，以增食纳，或以草果代之。大便秘结，舌苔黄腻或黑腻者，加炒大黄以泄大肠燥热。小便不利者，加滑石清肺以利尿。咳剧吐血者，去五味子，加山茱萸敛肺以固脱。痰中带血，零星不断者，去藕节，加荷叶炭清肺以止血，用白茅花更妙。吐血久久不止者，加三七粉、血竭，化瘀以止血。

【方解】素患咳嗽及肺家疾病之人，多系脾家湿盛。脾湿则中气不运，肝脾郁陷而肺胃上逆，胆火无下降之路，不能蛰藏而上逆，刑灼肺金，肺热不敛，而致咳嗽连声，咳痰如脓。热伤肺络，而致反复咯血。

方中用茯苓、甘草健脾和中；白芍、生地黄炭、牡丹皮疏肝平胆；陈皮、苦杏仁、法半夏、前胡、川贝母、北沙参清肺理气，降逆止咳；侧柏叶炭、棕榈炭、藕节、白茅根收敛止血；炙五味子敛肺止咳。诸药配合，共奏健脾疏肝、平胆和胃、理气降逆、敛肺止血之功。

【注意事项】忌烟、酒、辣椒，忌食大荤、大腥之品，以清淡饮食为宜。

【现代研究】方中茯苓有免疫调节、间接抗病毒、诱生和促诱生干扰素等作用；甘草具有肾上腺皮质激素样作用，能够抗炎、抑制过敏反应、祛痰、镇咳及抗病原微生物；白芍有抗炎作用；牡丹皮对血纤维蛋白溶解酶元和溶解酶均有一定抑制作用；生地黄炭能缩短凝血时间；陈皮具有祛痰、止咳、抗炎、抗过敏、抗病原微生物及缩短出血时间和凝血时间等作用；苦杏仁有镇咳、平喘作用；半夏具有镇咳、祛痰和防治矽肺作用；川贝母、五味子、侧柏叶均有镇咳祛痰作用；沙参有祛痰作用；白茅根能促进凝血酶元形成，缩短出血时间和凝血时间。

【用方经验】麻瑞亭用此方治疗咳嗽咯血，通常乃因支气管扩张所致，多由慢性支气管炎经久不愈，或其他肺部慢性疾病迁延而成。此症多系中土湿旺，上热下寒，痰涎壅盛，阻塞清道而成，以咳嗽、吐脓痰及反复咯血为特征。一旦劳累或感冒风寒，多即犯病。治疗以祛痰为主，痰去则阻塞减轻，诸症随之而减。

第三节 呼吸困难

呼吸困难是一种以患者感到空气不足或呼吸急促，并出现呼吸用力，呼吸肌及辅助呼吸肌均参与呼吸运动，呼吸频率、深度和节律发生改变，严重者出现端坐呼吸、发绀为主要特征的常见症状。呼吸困难的发生，中医认为乃因外感六淫，邪壅肺气，宣降不利，或痰、瘀停滞，壅阻肺气，蒙蔽神明，或心、肺、肾亏虚，出纳失常，或元气欲脱所引起。

清肺化痰饮（张琪经验方）

【组成】黄芩15g，川贝母15g，鱼腥草30g，橘红15g，半夏15g，瓜蒌20g，枳实15g，苦杏仁15g，知母15g，麦冬15g，甘草10g。

【功效】滋阴清肺，化痰利气。

【主治】胸满，咳嗽喘促，痰黄而黏，舌红、苔燥或苔黄腻，脉滑或滑数。

【加减】若痰黄热重，加生石膏 50～75 g。

【方解】痰热壅阻于肺，肺失清肃，脉气上逆，则胸满、咳喘；肺属金而恶热，热灼肺津，则痰黄而黏；舌质红，苔燥或苔黄腻，脉滑或滑数，为痰热内盛之象。其治宜滋阴清肺，化痰利气。

方中黄芩、瓜蒌清肺热，知母、麦冬滋阴润肺，川贝母、鱼腥草、半夏化痰止咳，橘红、枳实、苦杏仁利肺气，取气顺痰自消之意。

【注意事项】服药期间，宜禁食辛辣煎炒食物。

【现代研究】方中黄芩、鱼腥草均具有抗病原微生物及抗炎作用；川贝母有镇咳、祛痰作用；橘红具有祛痰、止咳、抗炎、抗过敏、抗病原微生物等作用；半夏具有镇咳、祛痰和防治硅沉着病作用；瓜蒌具有抗菌作用；枳实有抗炎作用；苦杏仁有镇咳、平喘作用；麦冬有增加白细胞总数和增强免疫作用；甘草具有肾上腺皮质激素样作用，能够抗炎、抑制过敏反应、祛痰、镇咳及抗病原微生物。

【用方经验】张琪将此方用于治疗痰热型呼吸困难，若因肺气不降，腑气不通而兼大便干结者，可加大黄；若因喘促不能平卧者，可加葶苈子。

止咳定喘汤（俞慎初经验方）

【组成】蜜麻黄、苦杏仁、紫苏子、芥子、葶苈子、陈皮、茯苓、半夏、炙甘草。

【功效】宣肺祛痰。

【主治】反复咳嗽，呼吸急促，气喘痰鸣。

【加减】若兼恶寒发热、鼻塞流涕者，加荆芥、防风、紫苏叶；咳喘痰白清稀者，加干姜、细辛；痰黏稠、咯吐不爽者，加桑白皮、浙贝母。

【方解】乃因风寒引动痰浊所致。常因风寒袭表，肺气失于宣降，触动内蕴痰浊，痰阻气逆，从而因痰而咳，因咳而喘，咳喘并见。其治宜宣肺化痰平喘。

此方用宣肺平喘的三拗汤、降气消痰的三子养亲汤、燥湿化痰的二陈汤组合而成。

【注意事项】方中紫苏子、白芥子、葶苈子均宜布包。

【现代研究】方中麻黄能缓解支气管平滑肌痉挛；苦杏仁有镇咳、平喘作用；紫苏子有抑菌作用；芥子能刺激胃黏膜，反射性引起支气管分泌增加，使痰液变稀而起祛痰作用；葶苈子具有强心作用；陈皮具有祛痰、止咳、抗炎、抗过敏、抗病原微生物等作用；茯苓有利尿作用；半夏具有镇咳、祛痰和防治硅沉着病作用；甘草具有肾上腺皮质激素样作用，能够抗炎、抑制过敏反应、祛痰、镇咳及抗病原微生物。

【用方经验】俞慎初将此方用于治疗风寒痰浊型呼吸困难，对于风寒表证明显者，可以将蜜麻黄改为生麻黄。常用剂量：蜜麻黄 6 g，苦杏仁 5 g，紫苏子 10 g，芥子 6 g，葶苈子 6 g，陈皮 5 g，茯苓 10 g，半夏 6 g，炙甘草 3 g。

搜风平喘汤（李浚川经验方）

【组成】麻黄 6 g，苦杏仁 6 g，紫菀 12 g，桑白皮 12 g，桔梗 10 g，地龙 12 g，蕲蛇 6 g，僵蚕 6 g，蝉蜕 6 g，北沙参 15 g，麦冬 15 g，五味子 6 g，甘草 12 g。

【功效】宣肺化痰，平喘降气，搜风通络。

【主治】咳喘。

【加减】舌质红苔黄腻者，加石膏、川贝母、葶苈子；痰多者，加半夏；鼻塞喷嚏者，加苍耳子。

【方解】咳喘以痰壅、气逆、风动为病理基础，其中外风是其外在因素，即咳喘病的诱发因素，痰壅和气逆则是引起风动的主要内因，内风亦是致喘的诱因。其治疗宜宣肺化痰、平喘降气、搜风通络。

方中三拗汤宣肺平喘；紫菀、桔梗、桑白皮润肺化痰平喘；蕲蛇专于搜风通络；僵蚕、地龙散风泄热，化痰镇痉；蝉蜕缓解痉挛；北沙参、麦冬滋阴润肺，益气固本，既能监制虫类药物之燥，又能防治久病伤阴；

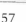

五味子敛肺，监制麻黄发散太过之弊。

【注意事项】方中麻黄、紫菀宜炙用。

【现代研究】方中麻黄能缓解支气管平滑肌痉挛；苦杏仁有镇咳、平喘作用；紫菀具有祛痰、止咳和抗菌作用；桔梗具有祛痰、镇咳、抗炎和抗过敏作用；地龙具有抗组胺和显著的舒张支气管作用；蝉蜕能明显抑制变态反应；北沙参有祛痰作用；五味子具有镇咳、祛痰和呼吸兴奋作用；甘草具有肾上腺皮质激素样作用，能够抗炎、抑制过敏反应、祛痰、镇咳及抗病原微生物。

【用方经验】李浚川将此方用于治疗呼吸困难，其特色在于根据多年用药经验选加虫类搜风解痉药，认为单纯服用宣肺平喘中药，虽可缓解症状，但难以根治，在加用搜风通络的虫类药物，使邪有出路后，很快见到满意疗效。

五子汤（邱志楠经验方）

【组成】芥子、紫苏子、莱菔子、葶苈子、车前子。

【功效】利水平喘。

【主治】老年咳喘病，尤其是慢性咳喘之急性发作期。

【加减】兼脾虚者，合四君子汤；肾虚者，加附子、淫羊藿。

【方解】长期咳喘者，尤其老年患者，水饮犯肺是致病的重要一端。此方乃由三子养亲汤演化发展而来，方中用芥子温肺行气，快膈消食；紫苏子降气行痰；莱菔子消食导滞，行气祛痰；葶苈子、车前子利水平喘，是此方画龙点睛之笔。

【注意事项】方中五子均宜布包。

【现代研究】方中芥子能刺激胃黏膜，反射性引起支气管分泌增加，使痰液变稀而起祛痰作用；莱菔子有一定的镇咳、祛痰作用；葶苈子有强心作用；车前子有利尿和镇咳、祛痰作用。

【用方经验】邱志楠将此方用于治疗老年咳喘病，通常为水饮犯肺所致，常有喘促、水肿等见症。常用剂量：芥子、紫苏子、莱菔子、葶苈子各 6 g，车前子 15 g。

降气平喘汤（崔玉衡经验方）

【组成】射干 12 g，麻黄 6～9 g，地龙 12 g，紫苏子 12 g，葶苈子 15～30 g，人参 0.1～3 g，桑白皮 20 g，徐长卿 20 g，甘草 6 g。

【功效】止咳平喘，降气化痰。

【主治】咳喘标证论治中的实喘证。症见咳喘，甚则张口抬肩，听诊两肺有哮鸣音。

【方解】本方乃射干麻黄汤合葶苈大枣泻肺汤、苏葶丸加减而成。方中用射干、麻黄宣肺平喘；地龙清热平喘；紫苏子、桑白皮降肺平喘；葶苈子降气化痰；人参益气，监制诸药之峻烈；徐长卿通络；甘草调和诸药。诸药配合，共奏降气化痰、宣肺平喘之效。

【注意事项】方中葶苈子用量较大，宜中病即止。

【现代研究】方中射干有抗病原微生物、抗炎作用；麻黄能缓解支气管平滑肌痉挛；地龙具有抗组胺和显著的舒张支气管作用；紫苏子有抑菌作用；葶苈子具有强心作用；人参有提高机体适应性、增强免疫作用；徐长卿有抗炎作用；甘草具有肾上腺皮质激素样作用，能够抗炎、抑制过敏反应、祛痰、镇咳及抗病原微生物。

【用方经验】崔玉衡用此方治疗实证喘促，乃因风寒夹痰郁闭肺气所致，常见呼吸深长有余，呼出为快，气粗声高，伴有痰鸣咳嗽，脉象有力等症状。

第四章 循环系统疑难杂症

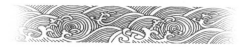

第一节　胸　痛

胸痛是一种以胸部的各种疼痛感觉为主要特征的常见症状。胸痛的出现，中医认为乃因外感六淫，邪壅心肺，痹阻胸阳，或气滞、痰饮、瘀血阻滞，经络不畅，或心、肺不足，阴阳气血亏虚，经络失养所引起。

赵绍琴经验方

【组成】旋覆花 10 g，瓜蒌 20 g，薤白 12 g，半夏 12 g，郁金 6 g，红花 3 g，代代花 6 g，檀香 2 g。

【功效】宽胸通络。

【主治】胸痹时发时止，为日已久，胸阳不通，络脉不和。

【加减】若因肝郁气结者，加柴胡、香附、木香、桔梗、枳壳；兼火郁者，加川楝子、蝉蜕、僵蚕、黄芩、香附、苦杏仁；痰热阻遏者，加紫苏子、莱菔子、芥子、猪牙皂、冬瓜子；中阳不足，动则喘息者，加党参、黄芪、白术、茯苓。

【方解】本方所治胸痛乃因气机郁滞，胸阳不通，络脉不和所致。其治宜理气解郁，活血通络。

方中用旋覆花、代代花、檀香疏肝理气，解郁宽胸；郁金、红花理气活血；瓜蒌、薤白、半夏通阳化痰，宽胸通络。诸药配合，共奏宽胸通络之效。

【注意事项】方中旋覆花宜布包。

【现代研究】方中旋覆花能提高神经兴奋性；瓜蒌具有扩张血管、提高冠状动脉血流量、提高耐缺氧能力、保护心肌缺血等作用；薤白具有降血脂、抗动脉粥样硬化、抑制血小板聚集、抗血栓形成等作用；半夏具有扩张冠状动脉、抑制血小板聚集、降低心肌兴奋性、抗心律失常等作用；郁金有降血脂、抗动脉硬化、抗斑块形成等作用；红花具有增加冠状动脉流量、抗心肌缺血、抗心肌梗死、抗心律失常、抗血小板聚集、抗凝、抑制血栓形成等作用；代代花具有强心、减慢心率等作用。

【用方经验】赵绍琴用此方治疗胸阳痹阻型胸痛，尤适宜于冠心病心绞痛和慢性支气管炎、阻塞性肺气肿、各型肺炎、反流性食管炎等所致胸闷胸痛。

第二节　心　悸

心悸是一种以心脏跳动的主观不适感，如乱跳、心惊、心慌、胸部跳蹦等为主要特征的常见症状。心悸的出现，中医认为乃因外感六淫，内舍于心，或情志刺激，气滞、痰饮、瘀血阻滞，血脉不利，或阴阳气血亏虚，心失所养，心动不宁所引起。

九味合璧煎（夏度衡经验方）

【组成】茯苓 10 g，桂枝 6 g，白术 10 g，甘草 3 g，当归 10 g，川芎 5 g，赤芍 10 g，远志 6 g，党参 10 g。

【功效】温阳化饮，活血定悸。

【主治】心悸。症见自觉心跳急剧，惊慌不安，不能自主，或见脉来三五不调。

【加减】若气虚明显，兼汗出者，加黄芪；阳虚较显著者，加附子，党参易红参；痰多头晕者，加法半夏、陈皮或制南星；心神不安，易汗出者，加浮小麦或龙骨、牡蛎；水肿较甚者，加泽泻；血虚较甚者，加黄芪、丹参；兼阴虚者，加参须、麦冬；兼肝郁气滞者，加柴胡、黄芩。

【方解】心悸之因虽有外受惊恐，内因情志失调及脏腑气血阴阳亏损等，但概之不外虚实二端。虚即心之气血阴阳亏虚，实乃痰饮瘀血为患。但此病多虚实夹杂，相互影响，互为因果。心气虚多以外受惊恐为先导，心阳气虚则致痰饮、瘀血逆乱，实邪侵及心主，又致心脉不畅，心神不宁。心主血脉，是指心脏有推动血液在脉管内运行的作用。故《黄帝内经》曰："其充在血脉。"心脏之所以能够推动血液的运行，全赖心气的作用，《素问·平人气象论》中所曰"心藏血脉之气"就是指的这种气。心气旺盛，使血液在脉中运行不息，从而供给全身的需要。心脏的功能是靠心阳来实现的（当然离不开阴血），所以在治疗中更应注重观察心阳之盛衰。心阳虚，则推运血液乏力，血脉不得充盈，可致气也阻滞，病端蜂起。治疗心悸病，首重心之阳气，伴有痰湿瘀血者，更要顾护心阳，即使阴血亏虚者，亦要分析心阳之盛衰而给予适当的滋补。

方中以苓桂术甘汤为主，取其温运脾阳，渗湿化饮之功。用以振奋心阳，健脾益气，消逐痰湿。脾为土脏，气血生化之源。若气血生化健旺，则心有所养，心有所主。且桂枝尚有温经通脉之力，可温经通脉行瘀滞。方中还取四物汤补血之意，以培其形。但考虑心悸病心阳易损，痰湿、瘀血易生，且湖南为多湿之地，故于方中去碍湿滋腻之地黄，易白芍为赤芍。《医宗金鉴·删补名医方论》曰："四物汤不得补气药，不能成阳生阴长之功。"故于方中加党参一味，以促其气血之成，使补血养血而不滞。方中加远志一味，借其宁心安神，祛痰开窍，交通心肾。

【注意事项】方中远志宜炙用。

【现代研究】方中茯苓具有镇静、增加心肌收缩力、增快心率等作用；桂枝具有镇静、增加冠状动脉流量等作用；白术有抑制心脏、降低血压等作用；甘草具有抗心律失常、减慢心率等作用；当归具有抑制心肌收缩力、减慢房室传导、减慢心率、延长不应期和平台期、消除折返、增加冠状动脉流量、降低心肌耗氧量、抗心肌缺血等作用；川芎具有钙离子拮抗、抑制心肌收缩力、减慢心率、降低心肌耗氧量、抗心肌缺血、抗血小板聚集、抗血栓形成等作用；赤芍、党参均具有增加冠状动脉流量、抗心肌缺血等作用；远志有镇静作用。

【用方经验】夏度衡用此方治疗心悸病，乃因心阳不振、痰滞血瘀所致，其适应证在心悸的基础上，常伴有胸闷胸痛，活动后加重等症状。其病因多以虚实夹杂为患，并且心阳居于重要地位，痰浊、瘀血及潮湿气候对于心悸病患者亦有重要影响。其治疗要注重益气温阳，同时配合化痰浊、祛瘀滞，养血不离活血。

加味补气饮（邵念方经验方）

【组成】生黄芪30 g，党参20 g，麦冬30 g，石菖蒲12 g，炒酸枣仁30 g，丹参30 g，檀香10 g，砂仁6 g，葛根24 g，炙甘草3 g，桂枝12 g，黄连8 g，五味子15 g，桃仁12 g，红花10 g，郁金15 g，三七粉（冲）3 g，焦山楂12 g，焦神曲12 g，焦麦芽12 g。

【功效】益气温阳，化瘀安神。

【主治】心悸之心气不足心血瘀阻证。症见心悸怔忡，易惊，乏力，短气，胸闷，动则加重，胸痛，舌质淡苔白。可兼失眠，形寒肢冷，水肿，脉细或数而无力。

【加减】若头晕、乏力者，加川芎12 g，当归15 g，白芍15 g；便干者，加炒莱菔子18 g；便秘者，加熟大黄（后入）12 g；纳差者，加白术12 g，茯苓20 g；胸闷明显者，加瓜蒌30 g，前胡15 g，木香6 g，鸡血藤24 g。

【方解】方中用黄芪、党参、炙甘草健脾益气；麦冬养阴配阳；郁金、檀香行气宽胸；丹参、葛根、桃仁、红花、三七活血化瘀；石菖蒲、酸枣仁、五味子养心安神；桂枝温通心阳；黄连清心除烦；砂仁、山楂、神曲、麦芽和胃助化。诸药配合，注重补气、行气、活血三法并用，相得益彰，气得补而能通，血得补而能活，达到气血阴阳调和、脉通悸止的目的。

【注意事项】方中神曲宜布包。

【现代研究】方中黄芪具有强心、抗缺氧、抗疲劳作用；党参能保护心肌缺血、提高心肌耐缺氧能力；麦冬具有抗心律失常、改善心肌缺血、增强心肌收缩力和减慢心率的作用；菖蒲有镇静、增加冠状动脉流量作用；酸枣仁具有镇静、摧眠、减慢心率、保护心肌缺血、抗心律失常等作用；丹参具有扩张冠状动脉、增加冠状动脉流量、保护心肌缺血及减慢心率作用；葛根具有扩张冠状动脉、增加冠状动脉流量、减轻心率、抗心律失常等作用；甘草具有减慢心率、抗心律失常等作用；桂枝具有镇静、增加冠状动脉流量等作用；黄连具有增强心肌收缩力、增加冠状动脉流量、减慢窦房结自发性节律活动、抑制心肌异常自律性、延长心肌的不应期、抑制血小板聚集等作用；五味子具有镇静、强心、增加冠状动脉流量等作用；桃仁有一定抗凝作用；红花具有降低冠脉阻力、增加冠状动脉流量和心肌营养性血流量、保护心肌缺血、抗心律失常等作用；郁金有降血脂、抗动脉硬化作用；三七具有降低心肌兴奋性、减慢房室结传导、增加冠状动脉流量、保护心肌缺血等作用；山楂具有增加心肌收缩力、增加心输出量、减慢心率、扩张冠状动脉血管、增加冠状动脉流量、降低心肌耗氧量和氧利用率、降低血脂等作用。

【用方经验】邵念方用此方治疗气虚血瘀型心悸，临床多属心律失常、冠心病、绝经期综合征、心神经症等病，认为在用药的同时，要加强对精神方面的调护，解除顾虑，保持乐观情绪，避免不良情绪刺激，才能使疗效得以巩固。

养血宁心汤（丁光迪经验方）

【组成】熟地黄 10～15 g，当归 10 g，麦冬 20～30 g，酸枣仁 10 g，炙甘草 4～7 g，远志 10 g，茯苓 10 g，太子参 15 g，合欢皮 30 g，制半夏 10 g，独活 10 g。

【功效】养血宁心。

【主治】阴血亏虚证。症见心悸而脉数无力、骤发骤停者。

【加减】若心烦火旺者，加牡丹皮、玄

参，甚者加苦参；心悸胸闷为甚者，加川芎、石菖蒲；肝胃不和者，加陈皮、橘叶；虚烦少寐者，加川芎、知母，增加酸枣仁用量；胆怯心慌为甚者，加柏子仁、西洋参；脉弦者，加防风；心悸缓解后，脉缓或无力少神者，加炙黄芪、五味子。

【方解】本方所治心悸，乃因阴血亏虚所致。此证每见火、风上逆的变化，如心悸而脉数，则脉数为火；心悸又每骤发而倏停，这是风象，善行而数变。但这些都是表象、标证，其本是阴血亏虚，是心肾同病，是阴血亏虚，水火未济，而形成阴虚阳浮，风火相煽，才致心悸怔忡的。所以这里的火与风，实际上是虚风、虚火，非但不能与实火、实风相比，更不能完全看作气病，应该重视血分阴精。水盛可灭火，阴血旺则风亦自靖。

本方乃由三阴煎、定志丸、生脉散组合而成。其中重点是滋养阴血，交济心肾，并有甘以缓急，纳气归原之意。因为甘润酸甘，柔以润下，酸以敛涩，均有降逆气，收虚火、虚风的作用。同时，亦含芍药甘草汤、甘麦大枣汤的甘缓；并佐以合欢皮、独活，静以治躁，搜风以血浮越之气，宁心安神的作用更佳。

【注意事项】方中酸枣仁宜炒用。

【现代研究】方中熟地黄有增强心肌收缩力、镇静、降压等作用；当归具有增加冠状动脉流量、保护心肌缺血、膜抑制、减慢传导、消除折返等作用；麦冬具有抗心律失常、改善心肌缺血、增强心肌收缩力和减慢心率的作用；酸枣仁具有镇静、摧眠、减慢心率、保护心肌缺血、抗心律失常等作用；甘草具有减慢心率、抗心律失常等作用；远志有镇静、降压作用；茯苓具有镇静、增加心肌收缩力、增快心率等作用；合欢皮有降压作用；半夏具有减慢传导、降低心肌兴奋性、消除折返等作用；独活有镇静、摧眠、降压等作用。

【用方经验】丁光迪用此方治疗阴血亏虚型心悸，多见于快速型心律失常，认为此证脉数而骤发骤止，已具有脉数为火、风善行而数变的特点，并认为其风、火乃标证，其本证是阴血虚，从而用养阴益血法治疗，阴血充则风火熄，心悸自止。

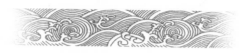

第五章 消化系统疑难杂症

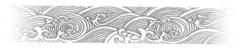

第一节　食欲异常

食欲异常是一种以食欲减退、食欲亢进及食欲反常为主要特征的消化系统常见症状。食欲异常的出现，中医认为乃因饮食不节、情志不遂、感受暑邪、火热炽盛、湿热内蕴、虫体内扰、脾胃气虚、阴阳不足，致使脾胃受纳、运化功能异常所引起。

三参首乌汤（刘炳凡经验方）

【组成】明党参 12 g，北沙参 12 g，丹参 12 g，制何首乌 15 g。

【功效】和胃养阴，导气下行。

【主治】厌食不纳，气逆上行。

【加减】如舌质红少津者，加地黄、百合、白芍；失眠者，加酸枣仁；大便干者，加决明子；时脘胀者，加麦芽、鸡内金。

【方解】脾宜升则健而主消化，胃宜降则和而主受纳，能食不能消病在脾，能消不能食病在胃。方中明党参甘苦凉，清肃肺胃而导气下行；北沙参甘寒，养肺胃之阴；丹参苦微寒，通调血滞而利气机，兼益心肝；制何首乌甘苦涩微温，补后天营血之需，益先天肾气不弱，有养血润肠的作用。药只四味，以和胃降逆助纳为主，但其四气五味涉及四脏而平调，有寓防于治的作用。

【注意事项】宜低盐饮食，禁生冷硬滞难化之物。

【用方经验】刘炳凡用此方治疗厌食症，疗效较好。

第二节　呕　吐

呕吐是一种常与恶心同时出现，以胃、贲门、食管下括约肌及膈肌、肋间肌、腹肌的协调运动，将胃内容物经食管排出体外为主要特征的消化系统常见症状。呕吐的出现，中医认为乃因感受外邪、饮食不节、情志不遂、邪壅于胃，或热邪壅盛，肝风升扰，横逆犯胃，或脾胃气虚、阴阳不足，致使胃失和降、胃气上逆所引起。

李玉奇经验方

【组成】荜澄茄 5 g，小茴香 5 g，丁香 5 g，陈皮 15 g，半夏 10 g，豆蔻 15 g，生姜 3 片。

【功效】温胃散寒，和胃止呕。

【主治】呕吐、反胃。

【方解】本方所治呕吐乃因寒邪袭胃，胃失和降所致。方中荜澄茄、小茴香、丁香、生姜温胃散寒；陈皮、半夏、豆蔻和胃降逆。诸药配合，共奏温胃止呕之剂。

【注意事项】方中半夏宜姜制。

【现代研究】方中荜澄茄能抗胃溃疡，并抑制肠管蠕动；小茴香具有抑制胃液分泌、调节胃肠蠕动等作用；丁香有健胃助消化、抗胃溃疡等作用；陈皮能抑制肠管运动；半夏有镇吐及抑制胃液分泌、抑制肠管收缩等作用；生姜能镇吐，对胃酸及胃液的分泌呈抑制与兴奋的双向作用，并可显著抑制盐酸性和应激性胃黏膜损伤。

【用方经验】李玉奇将此方用于治疗胃寒呕吐，药证相符，疗效确切。

苓理汤（朱进忠经验方）

【组成】附子 10 g，肉桂 10 g，人参 10 g，白术 10 g，甘草 10 g，泽泻 10 g，猪苓

疑难杂症国医圣手时方

10 g，茯苓 10 g，干姜 10 g。

【功效】温中健脾，祛寒破阴，化饮利水。

【主治】脾肾虚寒，水湿内停，阴盛格阳。症见烦渴多饮，饮不解渴，恶心呕吐，呕吐物为水饮痰涎，或烦渴多饮，脘腹痞满，小便频而不利等，舌苔白润而滑，或黄白而腻，或舌苔黑润，脉弦大紧数。

【方解】本方是一个方中有方的复方方剂。其中人参、白术、干姜、甘草，乃理中汤、人参汤，意在温中祛寒，补益中气；肉桂、白术、猪苓、茯苓、泽泻，乃五苓散，意在温阳化气，利水渗湿；附子、干姜、甘草，乃四逆汤，意在回阳破阴；人参、附子、干姜、甘草，乃人参四逆汤，意在益气救逆，回阳复阴。复佐以热药冷服之法，取甚者从之之意，以免药物格拒。诸药配合，共奏温

中健脾、祛寒破阴、化饮利水之剂。

【注意事项】此方宜水煎后，置冰箱中，候冷频服。

【现代研究】方中附子能兴奋副交感神经，使肠管收缩；肉桂有健胃、刺激胃液分泌、促进胃肠蠕动等作用；人参对胃黏膜有保护作用；白术有促进小肠蛋白质合成、抗应激性溃疡等作用；甘草有抑制胃液分泌、抗胃溃疡形成、促进溃疡愈合等作用；泽泻、猪苓均有利尿作用；茯苓有松弛肠管平滑肌、抗胃溃疡等作用；干姜能抗胃溃疡形成。

【用方经验】朱进忠将此方用于治疗证属脾肾虚寒、水湿内停、阴盛格阳的各种顽固性呕吐，如神经性呕吐、幽门梗阻引起的呕吐以及慢性肾衰竭所致的恶心呕吐，有较好的临床疗效。

第三节 胃 痛

胃痛是一种以剑突下至上腹中部的自觉性疼痛为主要特征的消化系统常见症状。胃痛的发生，中医认为乃因寒暖失宜、饮食失调、情志失舒，导致胃气失和，气机不利，或脾胃虚弱，胃失濡养所引起。

舒肝和胃汤（邢子亨经验方）

【组成】当归12 g，炒白芍 12 g，延胡索 10 g，海螵蛸 15 g，川楝子 12 g，五灵脂 12 g，佛手12 g，生薏苡仁24 g，炙甘草6 g，焦麦芽、焦山楂、焦神曲各6 g。

【功效】舒肝和胃，调理气血。

【主治】各型胃痛。

【加减】因寒而痛者，加花椒、干姜；呕恶甚者，加枳壳、半夏；腹胀者，加厚朴、莱菔子；积气攻冲者，加荔枝核、炒槟榔；胃酸缺乏者，去海螵蛸；肝胃郁热者，加石斛、天花粉、竹茹；气滞血瘀夜间痛甚者，加丹参、檀香。

【方解】方中用当归、白芍养血和肝以降

逆，延胡索、川楝子疏肝理气止痛，海螵蛸制酸，合五灵脂、佛手和气血、止疼痛，焦麦芽、焦山楂、焦神曲健胃消食，薏苡仁健脾渗湿，甘草和中。肝得抑，脾得补，胃得和，则胃痛可止。

【注意事项】方中延胡索、五灵脂均宜醋制，川楝子宜酒制。

【现代研究】方中当归对肠管平滑肌有兴奋作用；白芍有镇痛和抗胃溃疡作用；延胡索能抑制胃液分泌，抑制肠管运动，抗胃溃疡形成；海螵蛸有制酸止痛作用；川楝子能兴奋肠平滑肌；薏苡仁能抑制肠管兴奋性；甘草有抑制胃液分泌、抗胃溃疡形成、促进溃疡愈合等作用；焦麦芽、焦山楂、焦神曲均有助消化作用。

【用方经验】邢子亨将此方用于治疗各种胃痛，认为胃病多因饮食失节、消化不良、肝胃不和、气滞血瘀所引起，治疗时主张以疏肝和胃、调理气血为主。

调胃汤（刘绍武经验方）

【组成】柴胡、黄芩、紫苏子各 15 g，党参、陈皮、生白芍各 30 g，花椒、甘草各 10 g，大黄 5 g，大枣 10 枚。

【功效】解郁行气，和胃止痛。

【主治】胃脘痞满疼痛，甚则痛引两胁或连及肩背，食纳呆滞，嗳气吞酸，脉多弦细。

【加减】可据证候寒热虚实偏胜之多寡灵活加减。

【方解】本方为协调疗法方。所谓协调疗法，即在协调整体的基础上，突出局部治疗。盖人体为一个统一的整体，局部病症之产生，常先缘于整体之失衡。刘氏常谓：只有整体之协调，才会有局部之改善。故欲使局部病向愈，必须同时协调整体。

方中取小柴胡汤协调整体，合枳实芍药散以除痞满，止攻冲，加大黄以推陈致新。慢性胃脘痛多为寒热错杂、虚实相兼，甚或升降失常。此方有黄芩之清，花椒之温，党参之补，大黄之泻，柴胡、党参之升清，紫苏子、大黄之降浊，再合柴胡之疏肝解郁，陈皮、白芍之行气平肝止痛，使此方具有解郁行气、和胃止痛之功。诸药相伍，清而不寒，温而不燥，补而不滞，泻而不伤，故能久服而少弊。

【注意事项】方中大枣宜劈破。

【现代研究】方中柴胡具有抑制胃液分泌、抗应激性溃疡、缓解肠管平滑肌痉挛等作用；黄芩、陈皮有缓解肠管平滑肌痉挛作用；党参具有抑制胃酸、胃蛋白酶等胃黏膜损伤因子，增强黏膜的细胞保护和屏障功能，抗胃黏膜损伤，抗胃溃疡、调节胃肠运动等作用；白芍有抗胃溃疡和缓解肠管平滑肌痉挛作用；花椒有抗胃溃疡作用；甘草有抑制胃液分泌、抗胃溃疡形成、促进溃疡愈合等作用；大黄有抑制胃酸分泌、降低蛋白酶活性、保护胃黏膜等作用。

【用方经验】刘绍武将此方用于治疗胃痛，主要因慢性胃炎、胃神经症等病所致。方中大黄有攻下通便之功，对于实证而大便干结者，可速取其效。对于大便稀溏者，则非所宜。

刘炳凡经验方

【组成】党参 15 g，白术 10 g，茯苓 10 g，炙甘草 5 g，法半夏 5 g，陈皮 5 g，丹参 12 g，五灵脂 10 g，蒲黄 10 g，延胡索 10 g，隔山消 12 g，白芍 12 g，荜澄茄 5 g，砂仁 4 g，鸡内金 4 g。

【功效】健脾和胃，疏肝理气，活血止痛。

【主治】各型胃脘痛。

【加减】胃脘灼热，加川楝子；恶心欲呕，加藿香；酸水上泛，加煅瓦楞子；大便秘结，加生何首乌、决明子；大便溏稀，重用白术；吐血便血，加白及、三七；食后腹胀，加焦麦芽、焦山楂、焦神曲；形寒怕冷，加附子 3 g，并外用艾叶 40 g，附子 10 g 煎汤，于每晚睡前温洗四肢。

【方解】本方由六君子汤合失笑散加减而成，方中用党参甘温，补中益气，生津养血；白术甘温，健脾助化；茯苓甘淡，渗湿泻热；甘草甘平，和中益土；陈皮理气散逆，半夏燥湿除痰；白芍合甘草，为缓急止痛之良方；五灵脂甘温走肝，生用则行血，蒲黄辛平入肝，生用则破血；丹参味苦微寒，活血祛瘀；延胡索辛、苦、温，活血、行气、止痛；隔山消甘、微辛平，行气镇痛，祛瘀消肿；砂仁辛散温通，善于化湿、行气，为醒脾和胃之良药；荜澄茄温中止痛；鸡内金健脾消食。诸药合用，共奏健脾和胃、疏肝理气、活血止痛之功。此方药味多而不杂，淡中见奇，运用得当，每奏良效。

【注意事项】方中五灵脂、延胡索宜醋制。

【现代研究】方中党参具有抑制胃酸、胃蛋白酶等胃黏膜损伤因子，增强黏膜的细胞保护和屏障功能，抗胃黏膜损伤，抗胃溃疡、调节胃肠运动等作用；白术有促进小肠蛋白质合成、抗应激性溃疡等作用；茯苓有松弛肠管平滑肌、抗胃溃疡等作用；甘草有抑制胃液分泌、抗胃溃疡形成、促进溃疡愈合等作用；半夏有抑制胃液分泌、抑制肠管收缩

疑难杂症国医圣手时方

作用；陈皮、蒲黄等均有缓解肠管平滑肌痉挛作用；丹参有保护胃黏膜、抗胃溃疡、促进创伤愈合等作用；延胡索能抑制胃液分泌，抑制肠管运动，抗胃溃疡形成；白芍有镇痛和抗胃溃疡作用；荜澄茄有抗溃疡作用；鸡内金有促消化、增强胃运动等作用。

【用方经验】刘炳凡将此方用于治疗胃痛，主要因慢性胃炎和消化性溃疡所致。其治疗宜重视健脾和胃助化和理气活血通络两个层面。

肝胃百合汤（夏度衡经验方）

【组成】百合 15 g，柴胡、黄芩、郁金、乌药、丹参、川楝子各 10 g，甘草 6 g。

【功效】疏肝和胃，理气活血。

【主治】胃脘痛肝郁气滞证。

【加减】肝胃郁热者，加蒲公英；寒热相兼者，加蒲公英、高良姜；脾胃虚寒者，去黄芩，加黄芪、明党参、升麻；吞酸嘈杂、得碱痛减者，加生牡蛎或瓦楞子；阴伤胃燥者，加北沙参；刺痛不移与黑便者，加生蒲黄；胸背胀痛者，加九香虫；胃脘挛急而痛者，加白芍；脘腹胀满、呕吐频繁者，加枳实、白术；大便秘结者，加火麻仁。

【方解】方中百合甘平，《神农本草经》曰："主邪气腹胀心痛。"与甘草相伍，润胃而不湿脾，健脾而不燥胃，调中利气，扶土抑木。柴胡微辛苦而平，疏肝解郁，调畅气机，《本草便读》曰其"疏土畅肝散结气。"郁金辛苦微凉，属血中气药，能降胃气，解肝郁。乌药辛温不燥，《本草述钩元》曰："疏胸腹邪逆之气，一切病之属气者皆可治。"黄芩、川楝子苦寒，与辛温之乌药相伍，能避寒凉之性，而取苦降之用。气既久阻，血亦应病，故用丹参活血通络，活血调气。全方不温不燥，阴阳平调，从调畅肝胃气机入手，复脾胃升降之气，以达到治肝安胃的目的。

【注意事项】方中川楝子宜酒制。

【现代研究】方中柴胡具有抑制胃液分泌、抗应激性溃疡、缓解肠管平滑肌痉挛等作用；黄芩有缓解肠管平滑肌痉挛作用；乌

药能促进肠管蠕动；丹参有保护胃黏膜、抗胃溃疡、促进创伤愈合等作用；川楝子能兴奋肠平滑肌；甘草有抑制胃液分泌、抗胃溃疡形成、促进溃疡愈合等作用。

【用方经验】夏度衡将此方用于治疗胃痛，主要因慢性胃炎和消化性溃疡所致。其治疗宜重视健脾和胃助化和理气活血通络两个层面。

逍遥散合剂（李鸣皋经验方）

【组成】柴胡、当归、白术、郁金各 10 g，丹参、百合、白芍各 15 g，茯苓 12 g，广木香、炙甘草各 6 g。

【功效】疏肝理气，健脾和胃。

【主治】胃痛初期。症见胃脘胀满，攻撑作痛，连及两胁，痛处不固定，时发时止，易受情绪影响，嗳气不舒，心烦易怒，饮食减少，舌苔薄白或薄黄，脉弦。

【加减】气虚明显，加黄芪、党参；气滞明显，加小茴香、佛手；热象明显，加炒栀子、蒲公英；寒滞，加高良姜、肉桂；阴虚，加太子参、山药；虚寒，加饴糖、生姜、大枣；心下痞满，加枳壳、黄连须；恶心呕吐，加灶心土；泛酸，加煅瓦楞子、吴茱萸、海螵蛸；嘈杂，加公丁香、玉竹；吐血，加生蒲黄、白及；大便黑，加黑大黄。

【方解】方中柴胡、郁金，疏肝解郁，复其条达之性；当归、丹参、白芍，养血柔肝，补肝体助肝用；白术、茯苓、炙甘草，健脾祛湿，旋运枢机；百合、木香，和胃行滞，修补伤损。是方味多而不杂乱，功专而周全，且避开了香燥耗气伤阴之品，可谓极尽匠心。

【注意事项】方中广木香含马兜铃酸，具有肾毒性，宜用木香代替。

【现代研究】方中柴胡具有抑制胃液分泌、抗应激性溃疡、缓解肠管平滑肌痉挛等作用；当归对肠管平滑肌有兴奋作用；白术有促进小肠蛋白质合成、抗应激性溃疡等作用；丹参有保护胃黏膜、抗胃溃疡、促进创伤愈合等作用；白芍有镇痛和抗胃溃疡作用；茯苓有松弛肠管平滑肌、抗胃溃疡等作用；木香能缓解肠管平滑肌痉挛；甘草有抑制胃

液分泌、抗胃溃疡形成、促进溃疡愈合等作用。

【用方经验】李鸣皋将此方用于治疗胃痛初起，乃因肝郁脾虚所致者。认为胃脘痛不应被一般的分型辨治方法所约束，推崇以疾病的发生发展过程及年龄体质等情况为主线的分阶段辨治法，提出该病在发生发展的不同阶段，不同年龄，均有不同的病理特点，根据这些不同的病理特点划阶段分年龄段进行治疗，即可收事半功倍之效。

一贯煎合剂（李鸣皋经验方）

【组成】柴胡、佛手各 10 g，党参、北沙参、麦冬、枸杞子、当归各 12 g，白芍、地黄、丹参、百合各 15 g，甘草 6 g。

【功效】养阴柔肝，益气生津。

【主治】胃痛有较长的治疗史，屡用香燥药，再用理气药乏效。胃痛隐隐，有烧灼感，知饥不欲食，食喜清淡，温温欲吐，面㿠神疲，咽干口燥，舌质红无苔，脉弦细数。

【加减】口渴，加石斛、玉竹；便秘溲赤，加大黄、白茅根。

【方解】方中以丹参、当归、白芍，补血活血，滋养肝体；地黄、百合、北沙参、麦冬、枸杞子、甘草，育阴生津，柔肝益胃；柴胡、佛手，疏肝理气，通络止痛；党参固护正气，防其耗散。

【现代研究】方中柴胡具有抑制胃液分泌、抗应激性溃疡、缓解肠管平滑肌痉挛等作用；党参具有抑制胃酸、胃蛋白酶等胃黏膜损伤因子，增强黏膜的细胞保护和屏障功能，抗胃黏膜损伤，抗胃溃疡、调节胃肠运动等作用；当归对肠管平滑肌有兴奋作用；白芍有镇痛和抗胃溃疡作用；丹参有保护胃黏膜、抗胃溃疡、促进创伤愈合等作用；甘草有抑制胃液分泌、抗胃溃疡形成、促进溃疡愈合等作用。

【用方经验】李鸣皋将此方用于治疗胃痛久用香燥所致的肝胃阴虚，李氏对于那些经过一段治疗，疗效愈来愈差的患者，首先考虑其肝体是否已损，胃阴是否已伤。此胃痛病机虽然仍为滞，然滞由肝胃之阴匮乏所致，

故虽痛却须远辛香苦燥之品。正如《沈氏女科辑要笺正》所曰："但气之所以滞，本由液之不能充。芳香气药，可以助运行，而不能滋血液。且香者必燥，燥更伤阴，频频投之，液尤耗而气尤滞，无不频频发作，日以益甚，而香药气药，不足恃矣。"此时给予养阴柔肝、益气生津之剂，可获卓效。

丹参蒲灵饮合剂（李鸣皋经验方）

【组成】丹参、百合各 20 g，山药、当归、白芍各 15 g，香附、炒蒲黄、炒五灵脂、白及各 12 g，黑大黄、川贝母各 10 g，炙甘草 6 g。

【功效】化瘀祛痰，培土护膜。

【主治】胃痛日久不愈，痛处固定，状如针刺，持续不断，午后较甚，脘闷纳呆，发枯面青，黑便，或吐血呕血，体瘦乏力，舌质紫暗，舌下瘀斑瘀点，脉沉涩。

【加减】痰盛，加茯苓；出血，加三七粉、地榆，或冲服云南白药；痛甚，加延胡索；胀甚，加莪术；食滞，加鸡内金、神曲。

【方解】方中以丹参、当归、炒蒲黄、炒五灵脂，滋阴养血，活血化瘀；百合、山药、炙甘草，补中益气，培土涵木；香附行气通络，疏肝和胃；川贝母清热化痰，散结导滞；黑大黄、白及，清除瘀热，安络止血。据现代药理研究，白及、山药及一些养血活血药均具有很好的护膜作用。

【注意事项】服药期间，不宜进食生冷、油腻食物。

【现代研究】方中丹参有保护胃黏膜、抗胃溃疡、促进创伤愈合等作用；当归对肠管平滑肌有兴奋作用；白芍有镇痛和抗胃溃疡作用；蒲黄、川贝母均能缓解肠管平滑肌痉挛；大黄具有抑制胃酸分泌、降低蛋白酶活性、保护胃黏膜等作用；甘草有抑制胃液分泌、抗胃溃疡形成、促进溃疡愈合等作用。

【用方经验】李鸣皋将此方用于治疗胃痛日久不愈者，《临证指南医案·胃脘痛》指出："初病在经，久痛入络，以经主气，络主血。凡气久阻，血亦应病。""胃痛久而屡发，必有凝痰聚瘀。"《增评柳选四家医案·脘腹

疑难杂症国医圣手时方

痛门》曰："肝胃气痛，痛久则气血瘀凝。"李氏认为，胃脘痛久治不愈，即意味着病情由浅入深、由经入络、由轻转重。此时病理演变相当复杂，多表现为虚实夹杂之证，但最根本的变化是气、血、瘀、痰互结，胃络瘀滞不通，甚者伤络动血。此时用丹参蒲灵饮合剂，即上述理论的具体应用。

黄芪建中汤合剂（李鸣皋经验方）

【组成】黄芪、白芍、丹参、百合各15 g，人参、桂枝、乌药各10 g，饴糖30 g，木香、砂仁、炙甘草各6 g，生姜9 g。

【功效】温中健脾，益气和络。

【主治】年老体弱者，胃痛绵绵不止，欲暖喜按，面色萎黄，四肢乏力，指末发凉，大便不实，舌质淡苔白，脉沉缓。

【加减】泛吐清水，去百合，加半夏、茯苓、陈皮；冷痛，加附子、炮姜，去生姜；瘀甚，合失笑散；溃疡，加白及、川贝母。

【方解】方中用黄芪、桂枝、饴糖、人参，甘温补中，益气升阳；白芍、百合、炙甘草，养胃和营，缓急止痛；丹参补血祛瘀，透经活络；乌药、木香，疏肝理气，化滞宽中；生姜、砂仁，温中散寒，和胃醒脾。

【注意事项】方中饴糖宜烊化分兑。

【现代研究】方中黄芪能调节肠管紧张度；白芍有镇痛和抗胃溃疡作用；丹参有保护胃黏膜、抗胃溃疡、促进创伤愈合等作用；人参对胃黏膜有保护作用；桂枝能芳香健胃，促进胃肠蠕动；乌药能促进肠管蠕动；木香能缓解肠管平滑肌痉挛；甘草有抑制胃液分泌、抗溃疡形成、促进溃疡愈合等作用；生姜对胃酸及胃液的分泌呈抑制与兴奋的双向作用，并可显著抑制盐酸性和应激性胃黏膜损伤。

【用方经验】李鸣皋将此方用于治疗老年人的胃痛，认为此病多由慢性胃病久治不愈迁延而成，其虚是可知的，中医有久病多虚的说法。李氏尝云，人进入老年，先天之本渐败，而后天之本脾胃没有不随之而衰弱者。倘若在长期的治疗中又不顾根本，过施苦寒香燥伐胃之品，就更容易犯虚虚之戒。此时

尽管证因复杂，但仍以中虚为其主因，故可用此方取效。

健脾和胃汤（董平经验方）

【组成】党参、白术、茯苓、炙甘草、生麦芽、枳实、厚朴、半夏、陈皮、生姜、丹参、砂仁壳。

【功效】健脾和胃，调理升降。

【主治】胃痛之因中运不振、湿滞中焦、脾胃不和、升降失常所致者。症见胃脘胀痛，以痛为主，喜按，进食稍多则脘胀，泛酸嗳气，纳呆食少，舌苔薄白，脉细滑。

【加减】若偏寒者，加干姜、吴茱萸、桂枝以理中暖胃化饮；偏热者，去生姜、半夏、砂仁壳，加蒲公英、黄连、焦栀子、竹茹以清中和胃；夹食者，加焦神曲、焦山楂、焦麦芽、鸡内金、炒莱菔子以消食导滞；夹瘀者，加桃仁、红花、没药、延胡索以活血化瘀；夏季夹湿者，改砂仁壳为砂仁，去枳实、丹参、生姜，加藿香、白扁豆、薏苡仁以和中祛湿；兼肝气郁滞者，加香附、郁金、白芍、川楝子以疏肝理气；并溃疡病，加海螵蛸、白及、儿茶以化腐生肌。

【方解】脾主升清，升则健；胃主降浊，降则和。《吴医汇讲》曰："治脾胃之法，莫精于升降。"董氏非常重视调理脾胃的升降气机，特设升清降浊两组药物理顺中焦气机，以达到健脾和胃之目的。

方中用党参、白术、茯苓、炙甘草、生麦芽，健脾益气，升举清阳；用枳实、厚朴、半夏、陈皮、生姜，理气化滞，降胃泄浊；用丹参，和血化瘀止痛；砂仁壳，芳香醒脾，行气宽中而不伤胃津。全方有升有降，有补有泻，升降脾胃，调理气机，兼和血络，故能取得嗳恶平、泄利止、湿浊化、痞满除、脾运健、胃纳增之佳效。

【注意事项】方中枳实宜麸炒，半夏宜姜制。

【现代研究】方中党参具有抑制胃酸、胃蛋白酶等胃黏膜损伤因子，增强黏膜的细胞保护和屏障功能，抗胃黏膜损伤，抗胃溃疡、调节胃肠运动等作用；白术有促进小肠蛋白

质合成、抗应激性溃疡等作用；茯苓有松弛肠管平滑肌、抗胃溃疡等作用；甘草有抑制胃液分泌、抗胃溃疡形成、促进溃疡愈合等作用；麦芽有助消化作用；枳实能抑制肠管运动；厚朴具有抗胃溃疡、促进肠蠕动等作用；半夏可抑制胃液分泌、抑制肠管收缩作用；陈皮有缓解肠管平滑肌痉挛作用；生姜对胃酸及胃液的分泌呈抑制与兴奋的双向作用，并可显著抑制盐酸性和应激性胃黏膜损伤；丹参有保护胃黏膜、抗胃溃疡、促进创伤愈合等作用。

【用方经验】董平将此方用于治疗中虚气滞所致胃痛，适应范围广泛，疗效也很明显。常用剂量：党参9 g，白术9 g，茯苓9 g，炙甘草3 g，生麦芽12 g，枳实9 g，厚朴9 g，半夏12 g，陈皮9 g，生姜12 g，丹参18 g，砂仁壳6 g。

行气散滞汤（董平经验方）

【组成】乌药、香附、百合、青皮、陈皮、枳壳、苍术、厚朴、砂仁、莱菔子、炒谷芽、炒麦芽、丹参。

【功效】行气散滞，降逆和胃。

【主治】胃痛之因中焦气滞、胃失和降所致者。症见胃脘胀痛，以胀为主，进食后胀较著，恶心欲吐，嗳气频作，纳呆食少，舌苔薄白，脉弦滑。

【加减】若夹寒者，加高良姜、吴茱萸；胃冷久呃者，加沉香、丁香；夹热者，加焦栀子、连翘、竹茹；夹食者，加焦鸡内金、焦栀子；夹瘀者，加莪术、红花、延胡索、制乳香、制没药、生蒲黄；肥人多脂者，加三棱、莪术、焦山楂；痰多气逆喘急者，加紫苏子、半夏、沉香；胃气不降，嗳气频发者，加旋覆花、赭石；肝气不舒者，加佛手、香橼；腑气不通，加瓜蒌、大腹皮；脾虚不运，加党参、白术。

【方解】胃主通降，以降为顺，以通为用。胃气不降则滞，滞则不通，致成胃病，气滞中阻者多。董氏抓住这一特点，用乌药、香附、百合、青皮、陈皮、枳壳，疏通气机，行气散滞，消胀止痛；苍术、厚朴，除满燥湿；砂仁、莱菔子、炒谷芽、炒麦芽，消食化痰，和中开胃；丹参化瘀。全方配合，共奏行气散滞、和中降逆之效。

【注意事项】方中枳壳、莱菔子、厚朴、苍术均宜炒用，砂仁宜捣烂后下。

【现代研究】方中乌药、莱菔子均能促进肠管蠕动；陈皮有缓解肠管平滑肌痉挛作用；枳壳能抑制肠管运动；苍术有抑制胃酸分泌、调节肠管运动、抗应激性溃疡等作用；厚朴具有抗胃溃疡、促进肠蠕动等作用；谷芽、麦芽有助消化作用；丹参有保护胃黏膜、抗胃溃疡、促进创伤愈合等作用。

【用方经验】董平将此方用于治疗中焦气滞所致胃胀、胃痛，以胀为主，多伴消化功能障碍。常用剂量：乌药9 g，香附9 g，百合15 g，青皮9 g，陈皮9 g，枳壳9 g，苍术6 g，厚朴6 g，砂仁6 g，莱菔子12 g，炒谷芽9 g，炒麦芽9 g，丹参15 g。

补中祛瘀汤（董平经验方）

【组成】生黄芪、党参、白术、陈皮、炙甘草、丹参、赤芍、白芍、三七、莪术、焦山楂、鸡内金、九香虫、刺猬皮。

【功效】调气和血，补中祛瘀。

【主治】胃痛之因中虚失运、胃络受阻、瘀血停滞所致者。症见胃脘疼痛，饥饿时发作，得温稍减，呈针刺样痛，不泛酸，不嗳气，纳呆食少，倦怠乏力，舌质边有紫瘀斑，舌下筋青紫，脉弦细滑。

【加减】若有中度以上肠上皮化生者，加三棱、土鳖虫、白花蛇舌草、漏芦、半枝莲；服药胀满不除者，去黄芪，加枳壳、砂仁、莱菔子；合并溃疡病，去莪术、焦山楂、鸡内金，加白及、煅牡蛎、重楼。

【方解】叶天士曰："胃痛久而屡发，必有凝痰聚瘀。"新病在经，久病入络，病程较长，病情复杂，久治不愈，虚实夹杂，多虚多瘀，多入血分，更以瘀血阻滞多见。董氏抓住这一病机，用生黄芪、党参、白术、陈皮、炙甘草，调补脾胃气虚；丹参、赤芍、白芍、三七、莪术、焦山楂、鸡内金、九香虫、刺猬皮，活血祛瘀通络。诸药配合，共

疑难杂症国医圣手时方

奏调气和血、补中祛瘀之效。

【注意事项】方中刺猬皮宜煅用,三七宜研末分冲。

【现代研究】方中黄芪能调节肠管紧张度;党参具有抑制胃酸、胃蛋白酶等胃黏膜损伤因子,增强粘膜的细胞保护和屏障功能,抗胃黏膜损伤、抗胃溃疡、调节胃肠运动等作用;白术有促进小肠蛋白质合成、抗应激性溃疡等作用;陈皮有缓解肠管平滑肌痉挛作用;甘草有抑制胃液分泌、抗胃溃疡形成、促进溃疡愈合等作用;丹参有保护胃黏膜、抗胃溃疡、促进创伤愈合等作用;赤芍能调节胃肠运动;白芍、三七均有镇痛和抗胃溃疡作用;莪术具有健胃、促进胃肠蠕动等作用;山楂有助消化作用。

【用方经验】董平将此方用于治疗气虚血瘀所致胃痛,多为萎缩性胃炎,尤其是伴肠上皮化生和不典型增生者。常用剂量:黄芪20 g,党参9 g,白术9 g,陈皮9 g,炙甘草6 g,丹参20 g,赤芍10 g,白芍10 g,三七粉3 g,莪术9 g,焦山楂12 g,鸡内金9 g,九香虫9 g,刺猬皮9 g。

三合汤（焦树德经验方）

【组成】高良姜6～10 g,制香附6～10 g,百合30 g,乌药9～12 g,丹参30 g,檀香6 g,砂仁3 g。

【功效】疏肝和胃,理气醒脾,温经活络。

【主治】长期难愈的胃脘痛,或曾服用其他治胃痛药无效者,舌苔白或薄白,脉弦或沉细弦,或细滑略弦,胃脘喜暖,痛处喜按,但又不能重按,大便或干或溏,虚实寒热症状夹杂并见者。

【加减】若遇寒痛重,得嗳则舒,苔白脉缓或沉弦者,证属胃寒偏盛,可减丹参为20 g,加砂仁为6 g,高良姜为10 g,再加吴茱萸5 g,干姜3 g。兼有胸脘发闷,泛恶吐水,喜干食,不欲饮水,舌苔白腻,便溏脉濡,证属中湿不化者,可加陈皮10 g,半夏9～12 g,茯苓10～15 g,木香6～9 g,煅瓦楞子10 g。兼有右胁或两胁胀痛或隐痛,情绪不佳则胃痛加重,喜长叹气、嗳气,大便时干时软,脉象沉弦或弦细,证属肝郁犯胃者,可轻用高良姜,重用香附,再加柴胡9 g,厚朴10 g,炒川楝子10 g,绿萼梅5 g,白芍10 g,檀香改为9 g。兼有口苦,舌苔微黄,虽思冷饮食,但食凉物痛又加重,胃中似有灼热感,脉略数,证属标热本寒者,减高良姜为5 g,加炒黄连6 g,炒黄芩9 g,千年健12 g,去砂仁。兼舌红无苔,口干不欲饮水,饭后迟消,大便少而涩,或干燥,证属中焦气化不利,津不上输者,可加知母9 g,焦麦芽、焦山楂、焦神曲各9 g,香稻芽10 g,葛根9 g。大便色黑,隐血阳性者,加白及9 g,生藕节15～20 g,茜草炭12 g,减高良姜为5 g。舌质红无苔,口干,喜稀食,夜间口渴,胃中有灼热感,食欲不振,大便干涩不爽,脉象沉细数或弦细略数,证属胃阴不足者,减高良姜为3 g,去砂仁,加北沙参9 g,麦冬6 g,知母9 g,白梅花3 g。

【方解】本方由良附丸、百合汤、丹参饮三个药方组合而成,故名三合汤。其中良附丸由高良姜与香附组成,主治肝郁气滞、胃部寒凝所致的胃脘疼痛。良姜辛热,温胃散寒。香附味辛微苦甘,性平,理气行滞,利三焦,解六郁。两药合用,善治寒凝气滞胃痛。寒凝重者,重用高良姜,因气滞而痛者,重用制香附。百合汤由百合、乌药组成,主治诸气膹郁所致的胃脘痛。百合性味甘平,主入肺胃,降泄肺胃郁气,肺气降,胃气和,则诸气俱调。配以乌药快气宣通,疏散滞气,温顺胃经逆气。两药合用,既能清泄肺胃郁气,又能防止百合偏凉之性,有碍中运。故该方更适用于日久不愈、正气渐衰之证。丹参饮由丹参、檀香、砂仁三药组成,是治疗心胸、胃脘疼痛的有效良方。其中丹参味苦,性微凉,活血祛瘀,通经止痛。檀香辛温理气,利胸膈,调脾胃。砂仁辛温,行气调中,和胃醒脾。三药相合,以丹参入血分,又配以檀香、砂仁,既能活瘀滞,又能理胃气,再兼丹参功同四物,砂仁兼益肾"理元气""引诸药归宿丹田",故对久久难愈、气滞血瘀、正气渐虚的胃脘痛,不但能够活瘀定痛,并能养血益肾、醒脾、调胃。

【注意事项】方中檀香宜后下。

【现代研究】方中高良姜能促进胃酸分泌，促进肠管运动；乌药能促进肠管蠕动；丹参有保护胃黏膜、抗胃溃疡、促进创伤愈合等作用。

【用方经验】焦树德将此方用于治疗胃痛日久不愈者，认为其发病与寒、滞、气、血、虚有关，包括各种慢性胃炎、胃及十二指肠球部溃疡、胃黏膜脱垂、胃神经症、胃癌等所致的胃痛。

四合汤（焦树德经验方）

【组成】高良姜 6～10 g，制香附 6～10 g，百合 30 g，乌药 9～12 g，丹参 30 g，檀香 6 g，砂仁 3 g，蒲黄 6～10 g，五灵脂 9～12 g。

【功效】疏肝和胃，理气醒脾，温经活血，散瘀止痛。

【主治】主治同三合汤，但又兼有胃脘刺痛，痛处固定，唇舌色暗或有瘀斑，或夜间痛重，脉象沉而带涩，证属中焦瘀血阻滞者。

【加减】兼有呕血、便血者，改用蒲黄炭、五灵脂炭，再加白及 10 g，生藕节 20 g，或藕节炭 30 g，三七粉（分冲）2 g，伏龙肝（煎汤代水）60～100 g，香附炒黑，去砂仁。如无呕血、便血，但大便黑色，隐血阳性者，可用蒲黄炭、灵脂炭，或再加白及、海螵蛸等。其余加减，同三合汤。

【方解】本方在三合汤的基础上，又加蒲黄活血散瘀，五灵脂行血止痛，二药合用，再配合丹参，活瘀止痛的功效增强，对中焦有瘀血阻络而发生的心腹疼痛有良好疗效。四方合用，既有气药，又有血药，既能祛邪，又兼益人，所以对久治不愈的胃脘病，能发挥特有的效果。

【注意事项】方中檀香宜后下，蒲黄宜布包。

【现代研究】方中高良姜能促进胃酸分泌，促进肠管运动；乌药能促进肠管蠕动；丹参有保护胃黏膜、抗胃溃疡、促进创伤愈合等作用；蒲黄能缓解肠管平滑肌痉挛。

【用方经验】焦树德将此方用于治疗寒郁瘀阻型胃痛，通常日久不愈，痛处固定不移，可取良好疗效。

温中顺气汤（王静安经验方）

【组成】木香 6 g，香附 10 g，沉香 6 g，豆蔻 6 g，高良姜 6 g，紫苏梗 9 g，黄连 3 g，厚朴 9 g，延胡索 12 g，苍术 6 g。

【功效】温中散寒，理气止痛。

【主治】小儿胃痛。

【加减】有郁而化热之势，胃痛口苦、吐酸嘈杂、舌苔黄者，加黄芩、竹茹、陈皮以清热理气；气滞夹湿，见胃痛胸闷、舌苔白腻、脉象弦滑者，加木通健脾利湿、藿香芳香化浊；饮食积滞而胃脘胀满疼痛、嗳腐吞酸、不思饮食，为乳食积滞者，加谷芽、麦芽；属食积者，加六神曲；属肉积者，加焦山楂；兼见口渴者，加天花粉养阴生津；心烦者，加连翘心清心除烦；腹胀如鼓者，重用香附，加槟榔、莱菔子、香橼行气消胀；舌苔黄腻者，加栀子清热除湿；小便黄少者，加车前草清热利尿；便秘者，加胖大海润肠通便。

【方解】方中木香辛香行散，以行气通滞为功，能升能降；香附为疏肝解郁、行气止痛之要药，两者皆有气病总司之誉，此方用之以疏理郁滞之气机。配沉香、厚朴、延胡索以增强行气止痛之功。豆蔻辛温，善入脾胃以驱寒健胃，其气清爽，行散气滞。高良姜温胃散寒，行气止痛。紫苏梗芳香化湿，散邪和胃止痛。苍术运脾燥湿。黄连养胃清热，制诸药之温。诸药合用，有温中散寒、理气止痛之功。因胃为多气多血之海，病则气血耗伤，故成人可于方中加当归、沙参补养气血，小儿本身气血旺盛，用之恐致气血壅滞，故不用。

【注意事项】方中沉香宜后下或研末分冲，延胡索宜醋制。

【现代研究】方中木香、沉香均能缓解肠管平滑肌痉挛；高良姜能促进胃酸分泌，促进肠管运动；紫苏能促进消化液分泌，增强胃肠蠕动；黄连有抑制胃液分泌、抗胃溃疡等作用；厚朴具有抗胃溃疡、促进肠蠕动等

疑难杂症国医圣手时方

作用；延胡索能抑制胃液分泌，抑制肠管运动，抗胃溃疡形成；苍术有抑制胃酸分泌、调节肠管运动、抗应激性溃疡等作用。

【用方经验】王静安认为小儿胃痛宜抓住气机郁滞这一基本病机，以疏理气机为主，配以温平之品以宣发胃气，用自拟温中顺气汤为基础方，随证加减，均获良效。

解郁清湿汤（欧阳锜经验方）

【组成】柴胡 10 g，酒白芍 15 g，郁金 10 g，茵陈 15 g，连翘 10 g，薏苡仁 30 g，藿香梗 10 g，紫苏梗 10 g，甘草 3 g。

【功效】疏肝理气，清化湿热。

【主治】肝郁湿热证。症见胃脘痞满疼痛，恶心欲呕，口苦纳差，尿黄，大便不爽，舌质红，苔黄腻，脉滑数。

【加减】胃痛甚者，加酒川楝子、延胡索；泛酸明显者，加海螵蛸或瓦楞子；大便结者，加决明子、火麻仁。

【方解】本方所治乃肝郁与湿热相兼为病，肝郁气滞则胃痛、大便不爽；湿热中阻则口苦、恶心欲呕、纳差；苔黄腻、脉细滑为湿热之征。其治疗宜疏肝解郁与清化湿热并举。

方中用四逆散去枳实，加郁金、紫苏梗疏肝理气；茵陈、薏苡仁、藿香梗分消上下，从上芳香化湿，从中清热燥湿，从下淡渗利湿，使湿邪有出路；连翘清解郁热。诸药配合，共奏解郁清湿之剂。

【现代研究】方中柴胡具有抑制胃液分泌、抗应激性溃疡、缓解肠管平滑肌痉挛等作用；白芍有镇痛和抗胃溃疡作用；茵陈有利胆、保肝作用；连翘有抑菌、抗炎作用；薏苡仁能抑制肠管运动；藿香能刺激胃黏膜、促进胃液分泌；紫苏能促进消化液分泌、增强胃肠蠕动；甘草有抑制胃液分泌、抗胃溃疡形成、促进溃疡愈合等作用。

【用方经验】欧阳锜认为湖南气候多湿多热，加之居民素喜瓜果，易致湿热中阻，多见肝郁湿热型胃痛，故用此方治疗，疗效甚佳。

第四节 胃 胀

胃胀是指患者感觉胃脘撑胀，外观又有胀满的形态表现的一种病症，可同时伴有胃脘疼痛、恶心、呕吐、不能进食等临床表现。胃胀的发生，中医认为乃因饮食不化，情志失调，脾胃虚弱，导致中焦气机阻滞、升降失常、湿自内生所引起。

清胃泄痞汤（徐迪华经验方）

【组成】黄连 4 g，黑栀子 10 g，半夏 10 g，瓜蒌 15 g，乌药 10 g，炒川楝子 12 g，赤芍 15 g，白芍 15 g，降香 10 g，炒枳壳 10 g，枳实 10 g，茯苓 10 g，煅瓦楞子 20 g，生甘草 5 g。

【功效】清胃泄热，行气化痰。

【主治】胃热或湿热蕴阻引起的胃胀和痞满，按压时有疼痛或板滞感，伴嗳气泛酸，善太息，口干或苦，舌质红，苔黄腻，脉弦。

【加减】胃热甚者，增加黄连剂量至 5～6 g；气滞重者，增加枳壳、枳实用量至 15 g，再加柴胡、紫苏梗；湿浊甚者，加藿香、苍术。

【方解】方中黄连、栀子清胃泄热；半夏、瓜蒌燥湿化痰；乌药、川楝子、枳壳、枳实疏肝理气；赤芍、降香行气活血；白芍柔肝缓急；茯苓健脾渗湿；瓦楞子制酸活血；甘草调和诸药。全方共奏清胃泄热、燥湿化痰之效。

【注意事项】本方含苦寒药及行气药较多，不宜于脾虚便溏和阳虚胃冷患者。

【现代研究】方中黄连具有抑制胃酸分泌、抗胃溃疡形成、调节肠管运动等作用；栀子能抑制胃液分泌；半夏有抑制胃液分泌、抑制肠管收缩作用；瓜蒌有抑制胃黏膜损伤作用；乌药能促进肠管蠕动；川楝子能兴奋肠平滑肌；赤芍、白芍均有镇痛和抗胃溃疡作用；枳壳能抑制肠管运动；茯苓有松弛肠管平滑肌、抗胃溃疡等作用；甘草有抑制胃液分泌、抗胃溃疡形成、促进溃疡愈合等作用。

【用方经验】徐迪华用此方治疗胃痞、胃胀，乃因胃热或湿热蕴阻所致，多见于慢性浅表性胃炎、胃窦炎、十二指肠球炎、肥厚性胃炎，只要审证正确，多可取效。

和胃通降汤（单兆伟经验方）

【组成】百合 30 g，莱菔子 30 g，决明子 20 g，乌药 5 g，太子参 15 g，莪术 10 g，炒白术 10 g，枳壳 10 g。

【功效】益气行气，润肠通便。

【主治】胃脘胀满不痛，嗳气阵作，纳少，大便秘结，无口干口臭，小便清，舌质淡红或暗红，苔薄，脉细弦。

【方解】方中百合、太子参、白术益气健脾；决明子、莱菔子通降胃气，润肠通便；乌药、枳壳助益气行气之功。全方有益气行气、润肠通便之功。

【注意事项】方中莱菔子宜布包。

【现代研究】方中莱菔子、乌药均能促进肠管蠕动；决明子促进胃液分泌及通便作用；莪术具有健胃、促进胃肠蠕动等作用；白术有促进小肠蛋白质合成、抗应激性溃疡等作用；枳实能抑制肠管运动。

【用方经验】单兆伟用此方治疗胃痞、胃胀、便秘，通常见于慢性胃炎、功能性消化不良、慢性结肠炎、功能性便秘等病，以中虚气滞为主要病机者。

加味香苏饮（董建华经验方）

【组成】紫苏梗 6 g，香附 10 g，陈皮

6 g，荜澄茄 6 g，枳壳 10 g，大腹皮 10 g，香橼皮 10 g，佛手 6 g。

【功效】理气和胃通降。

【主治】胃胀、胃痛。

【加减】肝郁胁胀者，加柴胡、青皮、郁金；食滞者，加鸡内金、焦麦芽、焦山楂、焦神曲；兼痛甚者，加川楝子、延胡索；吞酸者，加黄连、吴茱萸、海螵蛸、瓦楞子。

【方解】胃病以气滞者为多，表现以胃脘作胀为主，治当理气和胃通降。方中以紫苏梗、香附、陈皮为主药，紫苏梗入胃，顺气开郁和胃；香附入肝，解郁理气止痛；陈皮行气，和胃化湿，为脾胃宣通疏利要药，具有能散、能燥、能泻、能补、能和之功，它与紫苏梗、香附为伍，即能和胃理气，又可疏肝止痛。方中荜澄茄味辛性微温，具有温中散寒、理气通降作用，专治胃脘胀痛，兼以降逆而止嗳气，配枳壳可消胀除满，佐大腹皮下气行水，调和脾胃；香橼、佛手二味药具有宽胸、除胀、止痛之功。诸药合用，共奏理气、和胃、通降之功。

【注意事项】脾虚便溏乏力者非此方所宜。

【现代研究】方中紫苏能促进消化液分泌，增强胃肠蠕动；陈皮有缓解肠管平滑肌痉挛作用；荜澄茄有抗溃疡作用；枳壳能抑制肠管运动。

【用方经验】董建华用此方治疗气滞胃胀，认为胃的生理特点在于一个"降"字，降则和，不降则滞。胃的病理特点在于一个"滞"字，滞则不通，不通则病生。主张胃病的治疗要着眼于一个"通"字，应以通降为大法，从而大大提高了胃痛、胃胀等病的临床疗效。

疑难杂症国医圣手时方

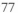

第五节 腹 痛

腹痛是一种以胃及季肋以下至耻骨联合以上的自觉性疼痛为主要特征的消化系统常见症状。腹痛的发生，中医认为乃因外感六淫、饮食失调、情志失舒或虫、食、石、粪阻塞，气机郁痹，或肝、脾、肾亏虚，脏腑失养所引起。

宗圣止痛汤（谢昌仁经验方）

【组成】柴胡 10 g，甘草 5 g，青皮 6 g，陈皮 6 g，姜半夏 10 g，炒黄芩 10 g，枳壳 10 g，赤芍 10 g，白芍 10 g，延胡索 10 g。

【功效】理气止痛。

【主治】急腹痛。

【加减】胆绞痛者，加郁金、鸡内金、海金沙、金钱草、大黄以疏肝利胆，化石通腑；胆道蛔虫症，加川楝子、胡黄连、乌梅、使君子疏肝理气杀虫驱蛔；胰腺炎，加大黄、蒲公英、生薏苡仁以疏肝利湿、清热通腑；肠梗阻，加大黄、厚朴、桃仁以导滞通腑、活血化瘀；肠粘连，加丹参、桃仁、厚朴、大黄，以软坚散结，导滞通腑；阑尾炎，加薏苡仁、败酱草、瓜蒌，以清热化湿，通便；肾绞痛，加石韦、鸡内金、海金沙，以清利下焦，排石止痛；痛经，加当归、川芎、泽兰、益母草、香附，以活血祛瘀，调经行气定痛。

【方解】急腹痛多因饮食不节，湿热夹滞，情绪激动，气凝血瘀，虫积，结石等，导滞脏腑气机阻滞，腑气通降失常，不通则痛因而病发。

方中用柴胡、枳壳、青皮、陈皮疏肝理气止痛，芍药配甘草和里缓急止痛，枳壳、青皮导滞通腑以止痛，陈皮、姜半夏、枳壳、黄芩化痰利理以疏利气机而止痛。纵观全方，寒温并用，相辅相成，共奏理气、化湿、活血、通腑、止痛之功效。

【注意事项】方中芍药以同时用白芍、赤芍为宜，木香宜用川木香不宜用广木香。

【现代研究】方中柴胡具有抑制胃液分泌、抗应激性溃疡、缓解肠管平滑肌痉挛等作用；甘草有抑制胃液分泌、抗胃溃疡形成、促进溃疡愈合等作用；陈皮有缓解肠管平滑肌痉挛作用；半夏有抑制胃液分泌、抑制肠管收缩作用；黄芩有缓解肠管平滑肌痉挛作用；枳壳能抑制肠管运动；赤芍能调节胃肠运动；白芍有镇痛和抗胃溃疡作用；延胡索能抑制胃液分泌，抑制肠管运动，抗胃溃疡形成。

【用方经验】谢昌仁用此方治疗各种急腹症，强调腑气以通为要，此方尤以通腑之法专长，导滞通腑，推陈出新，实乃一帖治疗急腹痛之良方。

第六节 腹 胀

腹胀是一种以胃及季肋以下至耻骨联合以上的饱胀、满闷不舒为主要特征的消化系统常见症状。腹胀的发生，中医认为乃因外邪入里、饮食所伤、情志不遂，导致肝脾胃肠气机阻滞，或脾胃虚弱，运化失常所引起。

舒肝和脾散（周世印经验方）

【组成】柴胡、白芍、枳壳、太子参、白术、茯苓、防风、半夏、陈皮、当归、炒麦芽、甘草。

【功效】舒柔肝体，醒脾助运。

【主治】老年胃腹胀满证（肝郁脾虚之痞满型）。

【加减】凡醒脾必制肝，可适当加用佛手、木瓜等，使脾胃健旺，肝气畅，胀满自消。

【方解】本方乃四逆散合六君子汤加减而成。方中用柴胡、枳壳、陈皮疏肝理气，助肝之用；当归、白芍养血柔肝，益肝之体；太子参、白术、甘草健脾益气；茯苓、半夏祛湿化痰；防风芳香醒脾；麦芽和胃助运。诸药配合，共奏柔肝理气、醒脾助运之效。

【注意事项】口苦、舌质红、苔黄腻者非此方所宜。

【现代研究】方中柴胡能抑制胃液分泌；白芍有镇痛和抗胃溃疡作用；枳壳能抑制肠管运动；白术有促进小肠蛋白质合成、抗应激性溃疡等作用；茯苓有松弛肠管平滑肌、抗胃溃疡等作用；半夏有抑制胃液分泌、抑制肠管收缩作用；陈皮有缓解肠管平滑肌痉挛作用；当归对肠管平滑肌有兴奋作用；麦芽有助消化作用；甘草有抑制胃液分泌、抗胃溃疡形成、促进溃疡愈合等作用。

【用方经验】周世印用此方治疗胃腹痞胀，乃因肝郁脾虚所致，对于初起而证候较轻者，可以选用逍遥散加减；脾虚较明显者，可以选用参苓白术散加减。常用剂量：柴胡 10 g，白芍 15 g，枳壳 10 g，太子参 15～30 g，白术 10 g，茯苓 15 g，防风 6 g，半夏 10 g，陈皮 10 g，当归 10 g，炒麦芽 30 g，甘草 3 g。

三宜汤（龚志贤经验方）

【组成】广藿香、厚朴、紫苏梗、苍术、茯苓、前胡各 12 g，广木香、清半夏、生姜、黄芩各 9 g。

【功效】芳香化浊，宣肺祛痰。

【主治】因饮食所伤，而致脘腹胀痛、不思饮食、恶心欲吐，或兼咳嗽、咯白泡沫痰，或大便溏泻，或大便秘结，舌苔白滑或白黄滑等证。

【加减】以腹胀为主症者，常去苍术、前胡、黄芩，加焦麦芽、焦山楂、焦神曲、枳壳等以加强化食消胀之力。

【方解】本方由藿香正气散、平胃散化裁而成。方中藿香芳香化浊、行气和中，为君药；紫苏梗、生姜理气健胃消食；厚朴、广木香行气宽中消胀；前胡、半夏祛痰止咳；苍术、茯苓燥湿健脾，共为臣药；黄芩清热燥湿，为佐使。合而用之，共同发挥芳香化浊、宣肺祛痰之功效。可治积食便溏、积食便秘、积食咳嗽三证，故名"三宜"。

【注意事项】方中广木香含马兜铃酸，有肾毒性，改云木香为宜。

【现代研究】方中藿香能刺激胃粘膜，促进胃液分泌；厚朴具有抗胃溃疡、促进肠蠕动等作用；紫苏能促进消化液分泌，增强胃肠蠕动；苍术有抑制胃酸分泌、调节肠管运动、抗应激性溃疡等作用；茯苓有松弛肠管平滑肌、抗胃溃疡等作用；木香能缓解肠管平滑肌痉挛；半夏有抑制胃液分泌、抑制肠管收缩作用；生姜对胃酸及胃液的分泌呈抑制与兴奋的双向作用，并可显著抑制盐酸性和应激性胃黏膜损伤；黄芩有缓解肠管平滑肌痉挛作用。

【用方经验】龚志贤用此方治疗因伤食所致的腹胀，有满意疗效。

第七节 腹 水

腹水是一种以腹腔内积聚过量的游离液体，出现腹部胀大如鼓、移动性浊音、液波震颤为主要特征的消化系统常见症状。腹水的发生，中医认为乃因酒食不节、情志刺激、虫毒感染、病后续发，导致肝、脾、肾三脏功能失调，气滞、血瘀、水湿互结所引起。

疑难杂症国医圣手时方

张琪经验方

【组成】生大黄 15 g，茵陈 50 g，生栀子 15 g，枳实 15 g，厚朴 15 g，半夏 25 g，泽泻 15 g，陈皮 15 g，黄连 15 g，黄芩 15 g，砂仁 10 g，知母 15 g，姜黄 15 g，猪苓 15 g，茯苓 15 g，白术 20 g，甘草 10 g。

【功效】清热利湿，疏肝利胆，健运脾胃，通利三焦。

【主治】鼓胀之湿热壅遏证。症见身体羸瘦不支，面色黧黑，巩膜黄染，口唇干燥，高度腹水，腹部膨隆。脘腹胀满不能饮食，腹胀难于行动。大便不爽，小便量少，颜色黄赤。舌质红，舌苔白厚而干，脉沉弦滑。

【方解】本方所治腹水乃因湿热壅遏所致。乃因湿热困阻脾胃，蕴结肝胆，三焦气机不利所致。湿热困阻脾胃，健运失职，水湿内停，故见高度腹水，腹部膨隆；脾失健运，气机壅滞，故见脘腹胀满，食欲不振；脾失健运，水津不布，故见口唇干燥，舌苔厚而干。湿热蕴积肝胆，灼伤胆络，胆汁外溢，故见巩膜黄染，小便黄赤；湿热内壅，脉络瘀阻，心血不能上荣于面，故见面色黧黑；湿热壅滞于里，三焦气机不利，大肠腑气不顺，则大便不爽；膀胱气化失常，则小便不利。脉弦滑乃水湿内停之征。由此可见，此验案病变脏腑在肝胆脾胃，病性为湿热壅遏，病机特征为三焦气机不利。故治宜清热利湿，疏肝利胆，健运脾胃，通利三焦。

故方中大黄、枳实、厚朴味苦性寒归经肝胆脾胃，清热泻火，通腑导滞。黄连、黄芩、知母味苦性寒归经心肝肺胃，清热利湿，泻火解毒；以上共为君药。猪苓、茯苓、泽泻、白术合用，归经肺胃、膀胱，甘淡渗利，利湿清热为臣药。茵陈、栀子、大黄味苦性寒归经肝胆，清热泻火，功专退黄；姜黄辛开苦降，善入肝脾，能利血脉，清瘀血，活血通经，行气止痛，以上共为佐药。砂仁、甘草合用归经脾胃，顾护胃气，调和诸药为使。诸药合用，共奏清热利湿退黄、疏肝利胆和胃之功。

【注意事项】张琪认为，以甘遂、大戟、芫花攻逐脘腹之水时，宜先以醋制后再入药，以减少对胃肠道的刺激。以大黄、牵牛子荡涤胃肠实热，泻下攻积，用量多少根据患者强弱及蓄水轻重程度而定。大黄一般用量为 15 g，最多曾用到 50 g，但是要注意，中病即止，适时减量。

【现代研究】方中大量黄芪、白术能促进体内蛋白质的合成，调节白蛋白、球蛋白比例，有利于水液的运行；白术对肠管活动有双向调节作用，当肠管兴奋时呈抑制作用，而肠管抑制时则呈兴奋作用，有防治胃溃疡的作用，还能保肝、利尿、抗菌、抗肿瘤、镇静作用；黄连有利胆、抑制胃液分泌、抗腹泻等作用、有抗急性炎症、抗肿瘤、抑制组织代谢、抗溃疡作用；茯苓、猪苓能抗乙酰胆碱及组织胺，调节胃肠神经功能紊乱；陈皮可抑制胃肠平滑肌运动及胃酸分泌，减少溃疡发生；半夏降逆止呕，燥湿消痞，诸药相合，不仅有抑制胃酸分泌、胃蛋白酶活性及组织胺等致损因素的作用，又可增强胃肠黏膜的防御机能而抗炎、抗溃疡。

【用方经验】张琪将此方用于治疗湿热壅遏所致的鼓胀，张琪在此方中组方特点有 4 个方面：清利三焦、泻火解毒；通利二便、逐邪外出；清热利湿、功专退黄；顾护胃气、攻不伤正。

益气消水饮（刘炳凡经验方）

【组成】黄芪 30 g，苍术 30 g，生麦芽 15 g，生鸡内金 5 g。

【功效】益气行湿，健脾胃，助消化。

【主治】晚期肝硬化、肾病所形成的腹水。

【加减】如脾肾阳虚，形寒肢冷者，加黑附片；腹中肠鸣者，加荜澄茄；在服药过程中口鼻现火者，另用太子参 12 g，木蝴蝶 3 g，泡水代茶以清浮热，症状消失即止而不用。

【方解】方中黄芪甘温，建中气，益心阳，升补阳气以利小便，邹润安《本经疏证》曰："阳不得正其治于上，斯阴不能顺其化于下。"旨哉言矣。不提振气机，无阳以化气，虽曰用利小便之药而小便不利也。苍术辛苦温，黄元御《玉揪药解》曰："白术守而不走。苍术走而不守。故白术补而苍术行，而疏泄开郁苍术独长。"李东垣曰："腹中狭窄者，须用之。"有扩张肠管，增进吸收的作用。缪仲醇《广笔记》："用此一味为末治脾虚蛊胀。"信而有征。生麦芽性平，味微酸，张锡纯在《医学衷中参西录》中曰："能入脾胃，为其性善消化，兼能解利二便，虽为脾胃之药，实善舒肝气（宜生用）。""鸡内金，鸡之脾胃也，其味酸而性微温，中有瓷、石、铜、铁皆能消化，其善化瘀积可知，若与健脾益气药同用，更能运化药力以消积也。"《灵枢·口问》曰："中气不足则溲便为之变。"故便溏尿少常见于肿胀之病。元朝朱丹溪治此证不主张攻破，而主张"补气行湿"，此诚治病治人，健脾胃以调整机体之法，使治而不治之病，达到不治而治的目的。

【注意事项】宜低盐饮食，禁生冷硬滞难化之物。

【现代研究】方中黄芪有利尿作用；苍术能调节胃肠运动；麦芽、鸡内金均能促消化。

【用方经验】刘炳凡将此方用于治疗脾虚腹水，多因肝硬化或慢性肾病所致，坚持服用，缓图取效。

十三太保汤（武明钦经验方）

【组成】茯苓皮30 g，炒白术15 g，猪苓15 g，泽泻15 g，葫芦皮15 g，大腹皮20 g，桑白皮12 g，葶苈子10 g，砂仁10 g，沉香10 g，汉防己10 g，车前子10 g，肉桂6 g。

【功效】行气利水消肿。

【主治】肝硬化引起的腹水。

【方解】本方乃五苓散合五皮饮加减而成。方中用茯苓皮、猪苓、泽泻、葫芦皮、车前子利水消肿；大腹皮、桑白皮、沉香行气利水；白术、砂仁健脾燥湿；葶苈子化痰蠲饮，行气利水；汉防己利水通络；肉桂化气利水。诸药配合，共奏行气利水之效。

【注意事项】方中葶苈子、车前子均宜布包，沉香宜研末分冲。

【现代研究】方中茯苓皮、白术均有利尿作用；猪苓有利尿、保肝作用；泽泻有利尿、抗炎、抗脂肪肝等作用；葶苈子有强心作用；车前子有利尿及缓泻作用。

【用方经验】武明钦用此方治疗肝硬化所致腹水，乃因气滞湿阻所致，常见腹部胀大，按之不坚，胁下胀满或疼痛，饮食减少，食后腹胀，嗳气后稍减，尿量减少，舌苔白腻，脉弦细等见症。

第八节 腹 泻

腹泻是一种以排便次数增多，超出原有的习惯频率，粪质稀薄，容量或重量增多，或排出脓血便为主要特征的消化系统常见症状。腹泻的发生，中医认为乃因外感风寒、湿热、疫毒之邪，困脾蕴肠，或饮食所伤，情志失调，体虚久病，导致脾运失常，清浊不分，湿自内生所引起。

健脾和中汤（李辅仁经验方）

【组成】苍术10 g，炒白术15 g，炒陈皮10 g，制香附10 g，炒薏苡仁15 g，茯苓15 g，半夏曲15 g，厚朴花5 g，党参15 g，补骨脂10 g，肉豆蔻10 g，五味子5 g，吴茱萸6 g。

【功效】健脾和胃，温中止泻。

【主治】脾胃素虚，寒湿内盛之久泻、久溏。

【方解】腹泻与脾、胃密切相关，脾失健运，食、水、气分解不开，则腹泻、便溏；胃失和降，中焦壅滞，则气逆、胀满。治疗前者，应以健脾为主，和胃为辅；对后者，应以和胃降逆为主，健脾为辅。李辅仁认为胃腑宜调，随调随应；脾脏宜健，久健方效。

方中党参、白术健脾和胃，薏苡仁、茯苓淡渗利湿；陈皮、香附理气宽中；苍术、半夏曲和胃燥湿；厚朴花芳香化湿；补骨脂、肉豆蔻、五味子温肾固肠；吴茱萸温中散寒。诸药配合，共奏健脾和胃、温中散寒之剂。

【注意事项】方中肉豆蔻宜面裹煨用。

【用方经验】李辅仁将此方用于治疗久泄不愈，乃因脾虚寒湿所致。此方乃六君子汤、平胃散、四神丸相合加减而成，不仅对脾虚泄泻有效，对肾虚五更泄也有很好疗效，但要久服缓图。

曲生经验方

【组成】补骨脂、吴茱萸、肉豆蔻、五味子、党参、茯苓、白术、薏苡仁、砂仁、山药、白扁豆、陈皮、莲子、诃子。

【功效】温肾健脾，涩肠止泻。

【主治】慢性泄泻。

【加减】久泻次频、稀水样便者，加金樱子、芡实、山茱萸、车前子、泽泻，以固涩、渗湿止泻；伴见腹痛者，加木香、延胡索、川楝子、白芍、炙甘草，以疏达气机而止痛；舌苔腻湿盛者，加佩兰、藿香、豆蔻、浙贝母、苍术、清半夏，以化湿理脾；手足畏冷者，加淫羊藿、巴戟天、肉桂以温肾助阳；纳食不馨者，加鸡内金、焦麦芽、焦山楂、焦神曲，以运脾消食。

【方解】慢性泄泻多与脾、肾相关。一方面，脾虚运化失职，精微不化，反聚成湿，下走肠间而生泄泻，而肾为胃之关，开窍于二阴，肾中阳气不足，则关闭不密，阴气内盛，令人洞泻不止。另一方面，脾为后天之本，肾为先天之根，二者关系至为密切。脾弱无以生精，先天失养，肾虚无以煦脾，后

天失助，终致脾肾愈亏。脾肾虚弱，泄泻不止，而久泻不愈，脾肾益衰，二者形成恶性循环，终致顽疾。治疗上，宜以温肾健脾、涩肠止泻之法为主。

方中以四神丸合参苓白术散加减调理。四神丸主肾虚久泻，参苓白术散主脾虚湿盛之濡泻，两方相合，脾肾双调，切中病机，当获良效。

【注意事项】方中肉豆蔻宜面裹煨用。

【用方经验】曲生将此方用于治疗慢性泄泻，乃因脾肾虚寒所致。常用剂量：补骨脂20 g，吴茱萸10 g，肉豆蔻15 g，五味子10 g，党参20 g，茯苓20 g，白术15 g，薏苡仁30 g，砂仁15 g，山药20 g，白扁豆20 g，陈皮6 g，莲子20 g，诃子15 g。

温肾健脾止泻方（陆永昌经验方）

【组成】党参18 g，炒白术15 g，茯苓15 g，白扁豆（花尤佳）18 g，焦山楂18 g，炒补骨脂12 g，炒神曲12 g，炒泽泻12 g，炒吴茱萸9 g，五味子9 g，炒白芍15 g，煨诃子肉9 g，煨肉豆蔻6～9 g，广木香6 g，砂仁9 g，炙甘草6 g。

【功效】温肾健脾，固肠止泻。

【主治】脾肾阳虚泄泻。症见大便时溏时泻，水谷不化，饮食减少，脘腹胀闷不舒，面色萎黄，形寒肢冷，腰膝酸软，舌淡苔白，脉沉细弱。

【加减】如患者素体虚弱，形寒肢冷，服上方12～15剂后，泄泻虽减，而腹痛甚者，加醋炒粟壳、炒干姜、川附子各6～9 g，并酌情加党参、炒白术、炒白芍、炙甘草之用量，以增其温肾暖脾、固肠止泻、缓解腹痛之功。

【方解】本方所治泄泻，乃因肾阳虚衰，命门火微，脾失温煦，健运无权，以致胃之关门不固，大肠传导失司，故泄泻经久不愈。其治疗宜温补脾肾以图其本，固肠止泻以治其标。

全方以四神丸合四君子汤加味而成，方中用四神丸加诃子，温肾固肠；四君子汤加白扁豆、砂仁，健脾升清；加山楂、神曲和

胃助化；木香理气宽肠；泽泻利水渗湿；白芍缓急止痛。诸药配合，共奏温补脾肾、固肠止泻之效。

【注意事项】方中广木香含马兜铃酸，有肾毒性，宜用云木香代替。

【用方经验】陆永昌将此方用于治疗脾肾阳虚所致久泻，其辨证要点为久泻不愈，加形寒肢冷，无明显热象。若滑脱不禁者，可加罂粟壳。

调肝运脾汤（赵荣莱经验方）

【组成】木香 10 g，苍术 15 g，白术 15 g，防风 10 g，乌药 10 g，白芍 10 g，乌梅 10 g，干姜 3 g，黄连 3 g。

【功效】调肝运脾止泻。

【主治】泄泻之肝脾不调证。症见腹痛，腹泻，便前腹痛、便后缓解，或食后欲厕，精神稍一紧张即可诱发或加重腹泻，烦躁易怒，胸胁胀满，失眠多梦，舌质淡红或舌红，苔白，脉弦或细弦。

【方解】本方所治慢性腹泻，乃因肝脾不调所致，其治应标本同治，"见肝之病，当先实脾"，故宜调肝运脾以止泻。

方中用苍术为健脾要药，古代曾作为养生药用，其性味辛、苦、温而烈，运脾祛湿，且含有挥发油，有雄壮上行之气。此药一以运脾，二以升脾胃之阳，使脾气得升，脾运复常，再配以行散和胃之品，能使脾胃气机和畅，疾病向愈。白术为健脾燥湿之要药，脾虚不运者不可不用；木香香窜，专行胃肠之气，可使三焦通利，脾气得运；乌药辛温，能通少阴、阳明之气，所谓治一切气，除一切冷，可治霍乱反胃吐食泻痢，消腹胀甚佳；乌梅、白芍味酸入肝，养肝之阴而柔肝，缓肝之急而止腹痛，且有涩肠止泻之功效。《素问·阴阳应象大论》曰"湿伤内，风胜之"；方中用防风，乃取风能胜湿之意，防风甘温，祛风胜湿，为祛风渗湿之药，风药中之润剂也，若补脾胃非此引用不能行，并有土中泻木之功；吴茱萸专走肝经，缓肝急而止腹痛；干姜温中散寒，治脘腹冷痛，张山雷在《脏腑药式补正》中称之"虽不专主一脏一腑，

然黄中通理，守而不行，实是温养中土之正将，此温脾胃以止大肠之滑泄者"。黄连苦寒燥湿，厚肠胃，既平肝泻心，又涩肠止泻，且佐制吴茱萸、干姜之辛热，同时黄连与吴茱萸、干姜相配有辛开苦降，调畅寒热气机之意。上述诸药合用，共奏调肝运脾、消腹胀痛、止泻之功。

【注意事项】方中白术宜土炒用。

【用方经验】赵荣莱将此方用于治疗慢性泄泻，乃因肝脾失调所致，认为肝藏血而主疏泄，脾统血、主运化而为气血生化之源。肝脾两脏的关系首先在于肝的疏泄功能和脾的运化功能之间的相互影响。脾的运化，有赖于肝的疏泄，肝的疏泄功能正常，则脾的运化功能健旺。脾胃的运化功能正常与否的一个极重要环节，是脾的升清和胃的降浊之间是否协调平衡，而肝的疏泄功能，又和脾胃的升降密切相关。肝的疏泄功能异常，则不仅影响脾的升清功能，在下则为飧泄，而且还影响到胃的降浊功能和脾的运化功能，从而引起"肝脾不调"的病理表现，可见精神抑郁，胸胁胀满，腹胀腹痛，泄泻便溏。《血证论》曰："木之性主于疏泄，食气入胃，全赖肝木之气以疏泄之，而水谷乃化；设肝之清阳不升，则不能疏泄水谷，渗泄中满之症，在所不免。"若忧郁忿怒，精神焦虑紧张，易致肝气郁结，木郁不达，横逆乘脾犯胃；或思虑过度，脾气受伤，土虚木贼，均可使气机升降失调，肠道功能失常，清浊不分，相杂而下，形成该病。又如《景岳全书·泄泻》曰："凡遇怒气便作泄泻者，必先以怒时挟食，致伤脾胃，故但有所犯，即随触而发，此肝脾二脏之病也，盖以肝木克土，脾气受伤而然。"故临床上常以调肝理运脾立法。

健脾温肾丸（赵荣莱经验方）

【组成】党参 15 g，茯苓 15 g，苍术 16 g，白术 15 g，补骨脂 15 g，山药 15 g，莲子 15 g，诃子 10 g，炒白芍 15 g，木香 10 g，乌药 10 g，小茴香 10 g，大血藤 15 g。

【功效】健脾温肾止泻。

【主治】脾肾两虚证之久泻。症见久泻不愈，饮食稍有不适或稍遇寒凉即泻，或五更泄泻，食少纳呆，腹胀便溏，或见腰膝酸软，肢寒畏冷，少腹冷痛，小便清长，耳鸣耳聋，失眠健忘，舌质淡胖，苔白，脉细或沉细。

【加减】若肾阳虚甚者，加肉桂 3 g，干姜 3～5 g，以增强温补肾阳之功；腹痛者，可加入吴茱萸 3～5 g 以助其功。

【方解】本方所治久病泄泻，乃因脾气虚甚，湿蕴不化或久病及脾，脾肾两虚所致。其治宜健脾为先，兼顾补肾或脾肾双补。

方中党参、茯苓、苍术、白术、山药、莲子，健脾益气，渗湿止泻；肾虚以肾气虚弱首当其冲，补肾以温补为要，补骨脂味辛苦，性大温，入肾经，具补肾助阳，温脾止泻之功效；木香、乌药行肠胃之气滞，调畅三焦；白芍养阴柔肝，缓急止痛，炒用去其寒凉之性；小茴香温散中、下二焦寒凉之气，散寒止痛。脾肾两虚，肠胃气滞易致血运不行，故加入大血藤一味，燥湿止泻，且行肠胃血瘀，活血化瘀而止痛。

【注意事项】方中诃子宜煨用。

【用方经验】赵荣莱将此方用于治疗慢性泄泻，乃因脾肾两虚所致，认为脾为后天之本，肾为先天之本。脾主运化水谷精微，脾之健运，化生精微，须借助于肾阳的温煦，命门之火能助脾胃腐熟水谷，帮助肠胃的消化吸收。脾的阳气与肾中真阳密切相关。故有"脾阳根于肾阳"之说。肾中精气亦有赖于水谷精微的培育和充养，才能不断充盈和成熟。因此，脾与肾在生理上是后天与先天的关系，它们是相互资助，相互促进。在病理上亦常相互影响，互为因果。若年老体弱或久病之后，损伤肾阳，肾阳虚衰，命火不足，不能温煦脾阳，运化失常，则可见腹部冷痛，下利清谷，或五更泄泻，水肿等症。如调摄失宜，或泄泻日久，或年老久病，均可致脾胃虚弱，脾失升运，日久脾病及肾，肾阳不足，命门火衰，脾失温煦，水谷不能腐熟，运化失常，致水反为湿，谷反为滞，湿滞内停，阻滞气机，升降失调，清浊不分，混杂而下走大肠遂成该病。如《普济本事方·心小肠脾胃病》曰"因肾气怯弱，真元衰劣，自是不能消化饮食，譬如鼎釜之中，置诸米谷，下无火力，虽终日米不熟，其何能化"。又如《济生方·补益》指出："人之有生，不善摄养，房劳过度，真阳衰弱，坎土不温，不能上蒸脾土，冲和失布，中州不运，是致饮食不进，……大腑溏泄。此皆真火虚衰，不能蒸蕴脾土而然。"此外，肾司开阖，开窍于二阴，又为胃之关，若肾阳不足，关闭不密，则大便下泄。诚如《景岳全书·泄泻》曰："肾为胃之关，开窍于二阴，所以二便之开闭，皆肾脏之所主，今肾中阳气不足则命门火衰，而阴寒独盛，故于子丑五更之后，当阳气未复，阴气盛极之时，即令人洞泄不止也。"故宜以健脾温肾为治。

第九节 便　秘

便秘是一种以大便不通、粪质干燥坚硬、排便不畅或排便频率 3 日以上 1 次为主要特征的消化系统常见症状。便秘的发生，中医认为乃因饮食不当、情志失调及体质、病后等因素，导致热结、气滞、寒凝，壅塞肠道，或阴阳气血亏虚，失于传送、濡养，大肠传道功能失常所引起。

滋肾通幽汤（李辅仁经验方）

【组成】肉苁蓉 30 g，瓜蒌 30～50 g，决明子 30 g，玄参 30 g，地黄 30 g，火麻仁 10 g，大黄炭 5～10 g，白术 15 g，党参 15 g，牛膝 10 g，生何首乌 20 g，枳实 10 g，甘草 3 g。

【功效】滋肾润肠通便。

【主治】老年人慢性便秘。

【方解】老年性便秘是老年常见病证，往往并见于多种疾病，且对其他疾病转归有直接影响，久而久之易变生他证。其病因病机为本虚标实，所谓"本虚"，就是老年人脏腑功能衰退，主要指的是肾气不足，脾胃功能衰退。所谓"标实"即糟粕壅滞肠腑，肠道干涩之便秘。其治疗宜以润通为主。

方中用肉苁蓉温肾润肠；地黄、何首乌、牛膝滋补肝肾；党参、白术、甘草健脾和胃；瓜蒌、决明子、玄参、火麻仁、酒大黄炭润肠通便；枳实理气行滞。诸药配合，共奏滋肾润肠之剂。

【注意事项】服药期间宜进食高纤维素食物。

【用方经验】李辅仁治疗任何疾病时，都特别重视通便。认为大便一通，其他症状也往往因之减轻。如肝阳上亢的高血压，通过通便泻热，则肝阳得平，肝热得降；对一些血瘀证，善用一些既具有通便作用又具有活血作用的药物，如桃仁、酒军、酒大黄炭、当归、赤芍等，对妇科疑难杂症，疗效甚好。并认为通便药能增强活血力量，再三强调治疗瘀血顽症，用一般活血药常难以取效，非通便破瘀难以奏效。

养血润肠煎（王正公经验方）

【组成】生何首乌 15 g（用鲜者更好），生当归 9 g，生赤芍 9 g，火麻仁 15 g。

【功效】养血润肠，滋阴清热。

【主治】血虚肠燥便秘。症见大便秘结，面色无华，头晕目眩，心悸，唇舌淡，脉细涩。

【加减】产后或手术后因血虚而致肠燥便结，如见面色萎黄或苍白、头晕目眩、乏力等血虚症状显著者，加生地黄、白芍、大枣，待大便成条后再加党参、黄芪益气生血；兼见气虚者，可加党参、黄精。热病后津液耗伤而见舌质红津少、口舌干燥、脉细弦或细数者，选加石斛、地黄、玄参、麦冬、天花粉等养胃生津之品；眩晕、头胀头痛、耳鸣、腰酸足软、舌质红、脉细弦等肝肾阴虚、肝

阳偏亢者，可选加桑椹、地黄、女贞子、稆豆衣、菊花等；咳嗽、咽干、低热、面红火升、舌质红、脉细数等肺阴虚症状者，加南沙参、北沙参、天冬、麦冬、瓜蒌子、苦杏仁等；脘腹痞胀、纳呆者，加陈皮、佛手、鸡内金、麦芽；嗳气者，加旋覆花、赭石；心悸、不寐等心阴虚者，加入柏子仁、浮小麦、酸枣仁、玉竹等。

【方解】本方所治便秘乃因血虚肠燥所致，其治宜以滋阴养血为主。方中用何首乌、当归滋养阴血；赤芍凉血行瘀；火麻仁润肠通便。诸药配合，共奏养血润肠之剂。

【注意事项】本方不宜与黄连、黄芩、黄柏、苍术、白术、厚朴等苦寒坚肠燥湿之剂同用，否则将影响药效。气虚及湿热夹滞者，非此方所宜。

【用方经验】王正公用此方治疗慢性便秘，乃血虚肠燥所致，一般大便干硬成粒状，解出非常困难，甚至要用手指挖出。此症多见于产后或手术后流血过多，或因热病后津液耗伤，导致肠液干枯。也有平素大便比较秘结，长期服用通便导泻药，使肠液更加干枯，以致便秘者。此方药性平和，服后并不立即起泻下作用，一般服药二三日后，大便开始从粒状变为条状，须连续服用，待便秘症状基本解除后，才能停药。

变通四君子汤（李乾构经验方）

【组成】玄参 30 g，生白术 30 g，茯苓 20 g，炙甘草 5 g。

【功效】健脾通下。

【主治】慢性便秘。

【加减】兼证见大便涩滞不通，伴胸胁痞满、嗳气频作、纳呆、腹痛、腹胀、舌质淡、苔黄、脉弦者，加柴胡、枳实、火麻仁、炒莱菔子、鸡内金、砂仁等理气消导。湿热内盛、大便干结、腹部胀痛、口干思饮、口臭或口疮、心烦不寐、小便短赤、舌质红苔黄腻、脉滑者，加炒栀子、虎杖、陈皮、半夏、苦杏仁、熟大黄、玄明粉，以清热化湿、通腹泻热。对于久病体虚之人，大便数日不行，临厕努挣，乏力而气短，舌质胖淡或有齿痕，

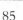

苔白脉沉细者，加黄芪、当归、升麻、火麻仁、桃仁、肉苁蓉等益气养血、补肾温阳之品。对于老年便秘，佐以滑利润肠之品，如苦杏仁、火麻仁、地黄、当归、肉苁蓉等。

【方解】便秘一病，其病位在大肠，而与脾胃关系最为密切。现代人生活节奏快，社会心理压力增加，偏食肥甘厚味，过食生冷刺激之物，情志失和，劳役不均，皆可伤及脾胃，致脾气虚弱，运化功能失调，气血津液亏乏，肠道失于濡润，传导失常而致便秘发生。其病之标在大肠，本在脾胃。"脾旺不受邪"，故健脾通下是关键。

方中用玄参养阴清热，益胃生津；生白术补气健脾，益气通便；茯苓健脾祛湿；炙甘草濡润和中，调补脾胃。诸药配合，共奏健脾通下之剂。

【注意事项】方中生白术不能用土炒白术代替。

【用方经验】李乾构用此方治疗慢性便秘，要求患者适当运动，劳役结合，养成每日定时排便的习惯。多食富含纤维素的蔬菜水果，如芹菜、韭菜、菠菜、萝卜、香蕉等。教患者按摩腹部：嘱患者平卧，用手顺时针方向绕脐按压腹部，每次 50 下，每日 2 次。练习提肛反射：每日清晨，平卧，做提肛动作，每次 30～50 下。对于结肠运动迟缓引起的结肠便秘，以及直肠反射迟钝引起的直肠便秘均有帮助。

蔡淦经验方

【组成】太子参、南沙参、北沙参、枳实、白芍、火麻仁、虎杖各 15 g，蒲公英、生何首乌、玄参、决明子、桑椹各 30 g，桃仁、苦杏仁、路路通各 10 g。

【功效】行气疏肝，健脾化湿，滋阴润燥，清热通便。

【主治】慢性便秘。

【加减】体倦乏力，大便不坚，而登厕虚挣不解，为脾虚，加党参、黄芪；腹胀明显，呃逆嗳气，轻者选用木蝴蝶、大腹皮、佛手，重者选用槟榔、莱菔子；口淡纳呆，苔白腻，加苍术、陈皮；口气秽浊，面垢不净，舌苔黄腻，脉滑，湿热明显加黄连、石菖蒲；郁热明显加连翘、栀子；胸满痰多加瓜蒌子、紫苏子、桔梗、紫菀；大便伴白色黏液，体胖舌腻加莱菔子、半夏、竹茹、芥子；年老体虚，大便干结如栗，多加柏子仁、松子仁；病久舌暗脉涩，加莪术、当归；属肝肾阴虚，肠失濡润，酌减健脾、行气、祛邪药物，加天冬、麦冬、地黄、枸杞子、黑芝麻、沙苑子；属脾肾不足，肠失濡润者，除以上健脾药物外，加肉苁蓉、核桃仁、川牛膝、沉香；病久体虚患者可用白蜜送服；慢性便秘大黄尽量少用，若大便秘结，数日不解，病情急迫者，少用芦荟后下以通便，中病即止。

【方解】慢性便秘也不同程度涉及肺、肾、胃的功能改变。胃可移热于大肠，使湿浊热化，耗伤津液，肺气通降不利可致腑气不畅，肾阳不足则大肠推导无力；反之，肠腑气机停滞，也可导致肺、胃气化失常，产生胃肠郁热或三焦郁热，如伤津日久亦可伤及肾阴。就病理因素的偏盛而言，患者表现可能突出气滞，或突出湿热痰浊壅滞，甚则日久肠络血瘀。就正气亏虚的性质而言，慢性便秘患者除了常见的脾气虚和肠道阴津亏虚外，尚可能表现有肾阴肾阳亏虚、肺胃阴津亏虚、心血亏虚的不同。如某些年老久病患者，肝肾易亏，加之久患便秘，可演变为肝肾阴亏，肠失濡润；或者某些体胖之人，体质虚寒，演变为脾肾亏虚，肠失濡润；或者某些患者阳热偏盛，嗜食肥甘，可演变为肝胃郁热，肠失濡润。因此，蔡氏强调在治疗中要围绕核心病机，兼顾他因，综合调治。

方中枳实、路路通行气导滞，理气通腑，路路通兼有活血作用；白芍补肝之体，防辛散伤阴；太子参补脾助运；南沙参、北沙参、生何首乌、玄参、桑椹补大肠、肺、胃、肝、肾之阴，资传导变化；虎杖清肝热而化湿；蒲公英去胃热清热解毒，同时有轻泻作用；苦杏仁肃肺以利气化，桃仁活血以去络瘀，决明子清肝而通便，火麻仁润肠且有滋阴作用，而且上 4 味多油腻滋润，利于运舟前行。全方合用，共奏行气疏肝、健脾化湿、滋阴润燥、清热通便之功。

【注意事项】服药期间应加强锻炼，调畅

情志，减少高粱厚味。

【用方经验】蔡淦用此方治疗慢性便秘，认为大肠为传导之官，以"通降"为用，其功能的发挥有赖于气化运动的正常完成以及津液的滋润，而脾胃中枢的升降功能正常、肝升肺降的气化活动正常是其保证。一旦这两个升降气化系统平衡被打破，则易于导致便秘和其他疾病的发生。在慢性便秘中，肝郁脾虚往往是发病的中心环节，是矛盾的主要方面。但不同的患者，由于个体体质因素的差异，在所涉及的病变脏腑、病理因素的偏盛、正气亏虚的性质等方面存在差异。因此，在治疗中，尚须审证求因，根据具体情况给予相应治疗。

第十节 胁 痛

胁痛是一种以一侧或两侧胁肋部的自觉性疼痛为主要特征的消化系统常见症状。胁痛的发生，中医认为乃因外感六淫、情志失舒或虫、石阻塞，湿热内蕴，肝胆气机郁滞，或肝、胆、脾亏虚，经络失养所引起起。

加减大柴胡汤（邵荣世经验方）

【组成】炒柴胡 10 g，炒枳壳 10 g，郁金10 g，法半夏 10 g，陈皮 5 g，黄芩 10 g，大金钱草 30 g，海金沙 15 g，鸡内金 10 g，制大黄 10 g。

【功效】疏肝利胆，利湿清热。

【主治】肝郁湿热证。症见胁痛，脘胁压痛，口苦，或有黄疸。

【加减】若苔腻者，加苍术、厚朴；瘀血者，加三棱、莪术。

【方解】方中柴胡疏肝利胆；法半夏、陈皮和胃降逆；枳壳降气和中；金钱草、海金沙、鸡内金清化湿热，利胆排石；制大黄泄热通便。诸药配合，共奏疏肝利胆、利湿清热之效。

【注意事项】方中海金沙宜布包。

【现代研究】方中柴胡有镇痛、抗炎、抗病原微生物及保肝、利胆作用；枳壳能刺激胆囊黏膜，升高胆囊内压；半夏具有促进胆汁分泌、促进肠管运动等作用；陈皮有缓解肠管平滑肌痉挛、促进胆汁分泌、溶解胆固醇结石等作用；黄芩具有抗病原微生物、抗炎、保肝、利胆、缓解肠管平滑肌痉挛等作用；海金沙有利胆、排石作用；鸡内金有促进消化作用；大黄具有泻下、抗病原微生物、抗炎、缓解肠管平滑肌痉挛、保肝、利胆、促进胰腺分泌等作用。

【用方经验】邵荣世用此方治疗急性胁痛，乃因肝郁气滞、湿热蕴结所致，常见于急性胆囊炎、慢性胆囊炎急性发作、胆石症、胰腺炎等病，如果能够借助 B 超、内镜、肝功能等检查方法，更有针对性。

第十一节 黄 疸

黄疸是一种以血清总胆红素高于正常，巩膜、皮肤、黏膜黄染为主要特征的消化系统常见临床表现。黄疸的发生，中医认为乃因外感湿热疫毒，或因酒食、劳倦、病后湿邪内生，或虫、石阻塞，脾胃不运，肝胆失疏，胆汁外泄，泛滥肌肤所引起。

灵茵退黄方（李济仁经验方）

【组成】威灵仙 15～30 g，茵陈 30～60 g，大黄 9 g，龙胆 9 g。

【功效】利胆退黄，解毒分消。

【主治】急黄，黄色鲜明。

【加减】因胆石所致黄疸，加芒硝 9 g，枳实 10 g，鸡内金 12 g，金钱草 60 g；因胆道蛔虫所致黄疸，加乌梅 30 g，槟榔 10 g，延胡索 10 g；因胆道感染所致黄疸，加金银花 20 g，蒲公英 20 g，牡丹皮 10 g，黄芪 20 g，白芷 10 g；因肝炎所致黄疸，加贯众 10 g，平地木 20 g，板蓝根 12 g，虎杖 10 g，荔枝核 12 g。

【方解】急黄是阳黄中的急重症。阳黄病因皆由湿执热化、熏蒸于肝胆、致胆汁不循常道、熏染肌肤而发病。其治疗以清热利湿为主，投药再据湿、热之轻重而化裁。

方中威灵仙性味辛威温，有毒，其性猛急，走而不守，能宣通十二经络，以走窜消克为能事，积湿停痰、血凝气滞诸实者宜之。临床验证可治急性黄疸性肝炎。实为治黄之要药。茵陈性味辛苦凉，善利胆、利尿、退黄。二药相配、寒温并用、消利合剂。佐以大黄苦寒攻逐之品，泻热毒、破积滞、行瘀血。配龙胆苦寒泻肝火，清湿热。四味合用，共奏利胆退黄、解毒分消之功。

【注意事项】方中大黄宜后下。

【现代研究】方中茵陈蒿具有促进胆汁分泌和排泄、保护肝细胞损伤、促进肝细胞再生、降低血清转氨酶和血清胆红素等作用；大黄具有保护肝脏、利胆、松弛奥迪括约肌、加强肝囊收缩等作用；龙胆具有保护肝细胞、促进胆汁排泄等作用。

【用方经验】李济仁将此方用于治疗急黄，方中以威灵仙、茵陈为主药，二味用量为 1∶2 的比例。服药时间以睡前服为佳，取"人卧血归于肝"之理，以利于药物的吸收利用。

清肝解毒汤（吕承全经验方）

【组成】茵陈 30 g，栀子 10 g，大黄 6～9 g，金银花 15～30 g，连翘 15 g，板蓝根 30 g，黄连 10 g，黄柏 10 g，甘草 1 g。

【功效】清肝解毒。

【主治】黄疸初起，湿热毒盛者。

【加减】若热重于湿，兼鼻衄者，重用栀子、大黄，可酌加地黄。

【方解】方中茵陈栀黄汤清热利湿，利胆退黄；加金银花、连翘、板蓝根清热解毒；黄连、黄柏清热燥湿；甘草调和诸药。全方配伍，共奏清热解毒退黄之功。

【注意事项】全方苦寒较甚，不宜久服。

【现代研究】方中茵陈蒿具有促进胆汁分泌和排泄、保护肝细胞损伤、促进肝细胞再生、降低血清氨基转移酶和血清胆红素等作用；栀子有利胆、促进胰腺分泌、降低血清胆红素等作用；大黄具有保护肝脏、利胆、松弛奥迪括约肌、加强肝囊收缩等作用；金银花能抗炎，增加胃肠蠕动，促进胃液及胆汁分泌；连翘有抗炎、保肝作用；黄连有利胆、抗炎作用；黄柏能促进胰腺分泌；甘草有抗炎、利胆、护肝、解毒作用。

【用方经验】吕承全将此方用于治疗黄疸初起，湿热毒盛者，主要针对急性病毒性肝炎而设。

肝复康（翟明义经验方）

【组成】生何首乌 15 g，连翘 15 g，牡丹皮 15 g，大青叶 15 g，板蓝根 15 g，半枝莲 15 g，茜草 15 g，丹参 15 g，柴胡 12 g，茵陈 30 g，白茅根 30 g，甘草 6 g。

【功效】清热解毒，清肝利胆，除湿热，退黄疸。

【主治】湿热蕴结型黄疸（阳黄）。

【加减】大便干结者，加大黄；关节痛者，加忍冬藤；皮肤瘙痒者，加荆芥；阴黄，去连翘、大青叶、板蓝根、半枝莲，生何首乌改制何首乌，丹参增加剂量至 30 g，加黄芪、淫羊藿、焦白术；热重者，加黄连；湿重者，加苍术、佩兰。

【方解】方中柴胡疏肝利胆，理气解郁；茵陈、半枝莲清热利湿，利胆退黄；连翘、牡丹皮、大青叶、板蓝根清热凉血解毒；白茅根利湿，引热下行；生何首乌清热育阴；丹参、茜草活血通络；甘草调和诸药。诸药配合，共奏清热利湿、利胆退黄之效。

【注意事项】因寒湿、虚寒、血虚等所致黄疸非此方所宜。

【现代研究】方中何首乌能抑制过氧化脂质对肝细胞的破坏；连翘有抗炎、保肝作用；牡丹皮、大青叶、茜草均有抗炎作用；板蓝根有解毒作用；丹参有抗炎、保护肝脏、促进肝细胞再生、抗肝纤维化等作用；柴胡、甘草均有保肝、利胆及抗炎作用；茵陈有利胆、保肝、降低氨基转移酶及抗炎作用。

【用方经验】翟明义用此方治疗湿热黄疸，多见于急性病毒性肝炎，常有黄色鲜明，身热口渴，口苦便秘，舌苔黄腻，脉弦数等症状。通常每日 1 剂，连服 50～60 剂。

疑难杂症国医圣手时方

第六章 泌尿生殖系统疑难杂症

第一节　尿　痛

尿痛是一种以排尿时自觉尿道内疼痛为主要特征的常见症状。尿痛的发生，中医认为乃因外感六淫，湿热之邪蕴结于膀胱，或肝气郁结，砂石瘀阻，气机不利，或阴虚火旺、中气下陷所引起。

叶景华经验方

【组成】凤尾草、白花蛇舌草、鸭跖草、萹蓄、瞿麦、黄柏。

【功效】清热利湿，通淋止痛。

【主治】热淋。症见发热，尿频、尿急、尿痛，口干苦，大便干结，舌苔黄腻。

【加减】兼外感表邪而恶寒高热无汗者，加防风、葛根；高热不退者，加金银花、连翘、蒲公英、栀子；寒热往来、小腹胀痛者，加柴胡、黄芩、青皮、乌药；腰痛甚者，加鹿衔草、徐长卿；尿血者，加白茅根、小蓟、荠菜花；小便淋涩痛甚者，加川楝子、延胡索；大便秘结者，加生大黄。

【方解】本方所治热淋乃因湿热邪毒客于膀胱，气化失常，水道不利所致。其治疗以清利湿热、通淋止痛为主。

方中鸭跖草、白花蛇舌草清热解毒；鸭跖草、萹蓄利水清热；瞿麦利水清热，活血止痛；黄柏清热燥湿。全方清热利湿通淋为主，兼以活血止痛。

【注意事项】服药期间宜忌煎炒炙煿食物。

【现代研究】方中凤尾草、萹蓄均有利尿、抗菌作用；白花蛇舌草有抗菌、抗炎作用；鸭跖草、黄柏均有抗菌作用；瞿麦有利尿作用。

【用方经验】叶景华用此方治疗热淋，此证常见于感染，如急性肾盂肾炎、膀胱炎、尿道炎、前列腺炎等。常用剂量：凤尾草30 g，白花蛇舌草30 g，鸭跖草30 g，萹蓄10 g，瞿麦10 g，黄柏10 g。

益肾活血通淋汤（李曰庆经验方）

【组成】黄柏10 g，熟地黄12 g，山茱萸10 g，川牛膝15 g，益母草15 g，海金沙10 g，鸡内金9 g，生甘草6 g。

【功效】益肾活血，利湿通淋。

【主治】女性尿道综合征尿痛。症见尿频、尿急、尿痛，耻骨及肾区疼痛，少腹坠胀不适，尿道不适，尿量减少。舌质暗红，苔白腻，脉滑。

【加减】湿热重，症见尿急涩痛，舌苔黄腻者，减熟地黄，加地黄、萹蓄、车前子、白芷；湿盛热轻，纳呆乏力，舌苔白腻者，加萆薢、薏苡仁、茯苓；热毒盛，尿痛不爽，小便短赤，口渴，舌质红苔黄者，加土茯苓、蒲公英；肾阳不足，尿频明显，腰酸肢冷者，加制附子、肉桂、淫羊藿；肾阴不足，腰膝酸软，舌质红苔少者，加女贞子、墨旱莲；夹有瘀血，尿刺痛，舌质暗或有瘀斑者，加红花、三七粉；伴失眠多梦者，加生龙骨、牡蛎、酸枣仁；小腹坠胀者，加黄芪、升麻。

【方解】方中黄柏清热燥湿，偏入下焦；川牛膝祛湿补肾，活血化瘀，能止淋痛引药下行；益母草、海金沙清热利湿通淋；熟地黄、山茱萸补益肾气；鸡内金配海金沙既能通淋又健脾胃；生甘草调和诸药。全方寒温并用苦寒不碍胃，祛湿不伤阴，清热利湿通淋，益肾活血止痛。

【注意事项】脾虚泄泻者，不宜使用本方。

【现代研究】黄柏对志贺菌属、伤寒沙门菌、结核分枝杆菌、金黄色葡萄球菌、乙型溶血性链球菌等多种致病细菌均有抑制作用；熟地黄能促进肾上腺皮质激素的合成；山茱萸对志贺菌属、金黄色葡萄球菌及堇毛癣菌、流感病毒等有不同程度抑制作用。川牛膝有抗炎、镇痛作用，能提高机体免疫功能。益母草能改善肾功能，益母草碱有明显的利尿作用。海金沙对金黄色葡萄球菌、铜绿假单胞菌、福氏志贺菌、伤寒沙门菌等均有抑制作用。鸡内金可加强膀胱括约肌收缩，减少尿量，提高醒觉。

【用方经验】尿道综合征属中医淋证中的"劳淋"范畴。李曰庆强调中西医结合，认为首先要寻找病因，针对病因治疗。利用现代科学检查手段服务中医，认为静脉尿路造影膀胱镜及尿动力学检查是中医望诊的延伸，故在治疗尿道综合征时常将实验室检查与临床症状相结合，丰富了中医辨证的内涵提高了疗效。不稳定性膀胱使储尿期膀胱压增高刺激膀胱压力感受器，使排尿反射提前出现产生尿频尿急症状，加肉苁蓉、肉桂以温阳化气；远端尿道缩窄和膀胱颈梗阻，引起尿道高压，导致排尿疼痛者，加王不留行、莪术以活血通利；逼尿肌尿道协同失调者加乌药、白芍以行气止痛；逼尿肌无力导致排尿困难者加黄芪、肉桂；膀胱三角区黏膜充血者，加土茯苓、牡丹皮；膀胱肌小梁增生者，加虎杖、川芎。

第二节 血 尿

血尿是一种以显微镜或肉眼发现小便中夹有红细胞或血液甚至血块为主要特征的常见症状。血尿的发生，中医认为乃因心、肝火旺，下焦湿热，热邪灼伤阴络，或脾气虚而不能摄血，肝肾虚而血不循经，肺虚而不能治下，导致血渗膀胱，或疫毒、药毒损伤肾络所引起。

清热解毒饮（张琪经验方）

【组成】柴胡 20 g，生石膏 50～100 g，白花蛇舌草 50 g，金银花 50 g，连翘 20 g，蒲公英 30 g，瞿麦 20 g，大黄 5 g，地黄 30 g，玄参 20 g，甘草 10 g。

【功效】疏风清热，利湿解毒。

【主治】外邪侵袭、湿热伤络证。症见尿血鲜红或尿色如浓茶，恶寒发热，肢体酸痛，咽痛，尿频尿急涩痛，或腰痛，舌边尖红，苔白干，脉洪数或滑数。

【方解】本方所治血尿，多因外感风寒或寒湿之邪，循经入里化热，热伤肾与膀胱血络；或素有蕴热，复感外邪，热迫下焦，伤及血络而致。外有表邪，内有里热，属表里同病。治若单用清里则表邪不除，且易引邪内陷；只用解表则里热不清，血亦难安，故用表里同治法。

方中用柴胡解肌清热透邪外出，生石膏解肌清热泻火，二药配合，解表清热效果尤佳。配金银花、连翘、白花蛇舌草、蒲公英，皆清热解毒之品；地黄、玄参养阴清热；生大黄泻下焦湿热，利水通淋。诸药合用外疏内清，表里皆安，血尿自止。

【注意事项】方中生石膏宜布包先煎，大黄宜后下。

【现代研究】方中柴胡有类似于泼尼龙的抗炎作用，对渗出、毛细血管通透性、致炎因子的释放、白细胞游走和结缔组织增生等过程都有影响；白花蛇舌草有抗炎作用；金银花有抗病原微生物、抗炎和抑制细胞免疫等作用；连翘有抗病原微生物和抗炎作用；蒲公英有抗病原微生物、促进淋巴母细胞转化和利尿作用；瞿麦有利尿作用；大黄能减慢血流速度，增加纤维蛋白原活性，缩短凝血时间与出血时间；地黄有缩短凝血时间、出血时间及抗炎作用；玄参有抗菌作用；甘草类似肾上腺皮质激素，有明显抗炎和免疫抑制作用。

【用方经验】张琪用此方治疗血尿，乃针对外邪侵袭、湿热蕴蓄下焦之病机而设，常见于急性肾小球肾炎、慢性肾小球肾炎急性发作及急性尿路感染等病。

桃黄止血汤（张琪经验方）

【组成】桃仁 20 g，大黄 7～10 g，桂枝 15 g，赤芍 20 g，地黄 30 g，白茅根 50 g，小蓟 30 g，侧柏叶 20 g，甘草 10 g。

【功效】泄热逐瘀，凉血止血。

【主治】瘀热伤络证。症见尿血色紫或尿如酱油色，或镜下血尿，排尿涩痛不畅，小腹胀痛，腰痛，便秘，手足发热，舌质暗红或红紫少津，苔白而干，脉滑或沉滑数。

【方解】本方为《伤寒论》桃核承气汤去芒硝，加入凉血止血之药而成。主药为桃仁、大黄，桃仁活血润燥，大黄泻热开瘀，二药配伍泄热逐瘀，热除瘀去则血止。桂枝温散其瘀，赤芍、地黄、白茅根、小蓟、侧柏叶均凉血止血，甘草调和诸药。诸药配合，共奏清热凉血止血之剂。

【注意事项】方中大黄宜后下。

【现代研究】方中桃仁有促进炎症吸收和抗渗出作用；大黄能减慢血流速度，增加纤维蛋白原活性，缩短凝血时间与出血时间；桂枝具有抗菌、抗炎和抑制补体活性等作用；赤芍具有调节血液凝固和纤维蛋白溶解系统、抗炎、抑制细胞免疫等作用；地黄有缩短凝血时间、出血时间及抗炎作用；白茅根具有促进凝血酶原形成、缩短出血及凝血时间、降低血管通透性等作用；小蓟能收缩血管，并能使凝血时间和凝血酶原时间缩短；甘草类似肾上腺皮质激素，有明显抗炎和免疫抑制作用。

【用方经验】张琪用本方治疗血尿，乃针对热壅下焦、瘀热结滞、血不归经之病机而设。常用于急慢性肾小球肾炎、过敏性紫癜肾炎、急慢性肾盂肾炎及膀胱炎。应用本方的要点在于有"瘀热互结"之征象，如下腹满痛，小便赤涩，大便秘结，舌质红苔干等。临床观察有不少血尿病例，用一般凉血止血药无效，改用大黄、桃仁后，血尿即止。但大黄用于凉血止血，量不宜大，量大则易导致腹泻。

清心莲子饮加减方（张琪经验方）

【组成】黄芪 30 g，党参 20 g，麦冬 20 g，地骨皮 15 g，白茅根 50 g，茯苓 20 g，小蓟 50 g，地黄 20 g，车前子 15 g，甘草 15 g。

【功效】益气阴，利湿热止血。

【主治】气阴两虚、湿热伤络证。症见肉眼或镜下血尿，尿黄赤而灼热，倦怠乏力，五心烦热，口干而黏，舌质淡红，苔白微腻或少苔，脉细数。

【加减】热盛者，加栀子、地黄等凉血止血；若湿热渐去，常配龙骨、牡蛎、海螵蛸、茜草以增收涩止血之力。

【方解】久病血尿，以气虚统摄失职为多。血尿日久必伤阴分，且湿热内停又易灼伤血脉，故立益气养阴，利湿清热之法。

方中用黄芪、党参、甘草健脾益气；麦冬、地骨皮养阴清热；白茅根、小蓟、地黄凉血止血；茯苓、车前子利水渗湿。诸药配合，共奏益气养阴、凉血止血、利湿清热之效。

【注意事项】方中车前子宜布包。

【现代研究】方中黄芪具有促进免疫、增强代谢、增加肾小球毛细血管血运、利尿等作用；党参、麦冬均有促进免疫作用；白茅根具有促进凝血酶原形成、缩短出血及凝血时间、降低血管通透性等作用；茯苓有利尿和免疫调节作用；小蓟能收缩血管，并能使凝血时间和凝血酶原时间缩短；地黄有缩短凝血时间、出血时间及抗炎作用；车前子有利尿作用；甘草类似肾上腺皮质激素，有明显抗炎和免疫抑制作用。

【用方经验】张琪用此方治疗血尿，乃针对气阴两虚、湿热留恋、血失固摄、溢于脉外之病机而设。用于急慢性肾小球肾炎、肾盂肾炎、慢性前列腺炎等病。

温肾利湿饮（张琪经验方）

【组成】小茴香 15 g，附子 7.5 g，桂枝 15 g，蒲公英 50 g，白花蛇舌草 50 g，淡竹叶

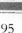

疑难杂症国医圣手时方

15 g, 白茅根 30 g, 小蓟 40 g, 熟地黄 20 g, 墨旱莲 20 g, 甘草 10 g。

【功效】温肾清热, 利湿止血。

【主治】阳虚湿热证。症见肉眼或镜下血尿, 尿道灼热或尿有余沥, 小腹凉, 腰酸痛, 排尿不畅, 或尿色混浊, 脉沉滑或沉缓, 舌苔白。

【方解】方中小茴香、附子、桂枝温补肾阳以祛寒邪; 蒲公英、白花蛇舌草、淡竹叶清热利湿; 白茅根、小蓟、墨旱莲凉血止血, 诸药合用, 温肾祛寒, 清热解毒, 兼以凉血止血。

【注意事项】方中大黄宜后下。

【现代研究】方中小茴香有抗凝和抗纤溶作用; 附子有抗炎和免疫促进作用; 桂枝具有抗菌、抗炎和抑制补体活性等作用; 蒲公英有抗病原微生物、促进淋巴母细胞转化和利尿作用; 白花蛇舌草有抗炎作用; 淡竹叶有利尿作用; 白茅根具有促进凝血酶原形成、缩短出血及凝血时间、降低血管通透性等作用; 小蓟能收缩血管, 并能使凝血时间和凝血酶原时间缩短; 熟地黄有缩短凝血时间、出血时间及抗炎作用; 墨旱莲有止血作用; 甘草类似肾上腺皮质激素, 有明显抗炎和免疫抑制作用。

【用方经验】张琪用此方治疗血尿, 乃针对肾阳不足, 湿热内蕴致尿血的病机而设。用于慢性肾盂肾炎、前列腺炎及精囊炎等。此类病临床多以寒热错杂证为主, 既有湿热内蕴症状, 如尿道灼热、排尿不畅等, 又有肾阳不足, 寒湿不除之症, 如小腹凉、腰酸痛等。治疗若单用清热则寒邪不除, 纯用温阳又能助热, 只有寒温并用方能取效。

止血基本方（张大宁经验方）

【组成】大蓟 30 g, 小蓟 20 g, 白茅根 20 g, 三七粉 6 g。

【功效】清热凉血, 化瘀止血。

【主治】各型血尿。

【加减】血热型, 加野菊花、蒲公英、黄芩、牡丹皮、玄参; 血虚型, 加山茱萸、阿胶、当归、党参、补骨脂; 血瘀型, 加墨旱莲、丹参、当归、柴胡、川楝子、桃仁; 血淋型, 加车前子、野菊花、蒲公英、萹蓄; 石淋型, 加金钱草、海金沙、天葵子、车前子、连翘、川楝子、穿山甲。

【方解】血尿的病因不外内伤与外感两端。正气亏虚为内在因素, 复感外邪或情郁不达、起居不慎等外界干扰均可发病, 其中尤以脾肾亏虚是尿血的根本原因。若先天不足、肾气亏虚, 可见阴虚火旺灼伤血络, 或见阳虚气化无权、固摄无力、血不循经之尿血。若饥饱劳倦, 中气受损, 统摄无力, 血不循经渗入膀胱亦可出现尿血。火热可受于外或生于内。感于外者, 邪气侵于肌表, 化热入里, 蕴结于肾与膀胱, 导致血络受伤; 生于内者, 可因素体阳盛又多食辛辣, 积湿生热, 迫血妄行; 或湿热日久, 煎熬成石, 形成石淋。若情志不节, 气机逆乱或跌扑损伤、久病伤络亦可致脉络壅塞, 气滞血瘀, 络破血溢。此病病位在肾, 与膀胱、脾、肝、心等关系密切。其治疗用此方凉血化瘀止血为主, 配合辨证加味。

方中大蓟、小蓟、白茅根凉血清热止血; 三七化瘀止血。诸药配合, 共奏凉血化瘀止血之剂。

【注意事项】方中三七粉宜分冲。

【现代研究】方中大蓟、小蓟均能收缩血管, 并能使凝血时间和凝血酶原时间缩短; 白茅根具有促进凝血酶原形成、缩短出血及凝血时间、降低血管通透性等作用; 三七粉能缩短出血及凝血时间。

【用方经验】张大宁用此方治疗各型血尿, 强调局部与整体相结合, 所谓局部主要指尿的色、质及尿道的症状。如尿的色质: 尿色鲜红为血热, 尿色淡红或无血色者为气血虚弱, 尿中血色较暗或尿中夹有血丝、血块者为血瘀, 尿中夹有砂石者为石淋。尿道症状: 可见尿频、尿急、尿痛伴小腹拘急疼痛。所谓整体, 乃指全身症状。张大宁认为, 中医学对疾病的认识主要着眼于整体, 重视机体整体调节。辨证论治的目的主要在于纠正整个机体的失调, 并通过对整体的治疗, 促使局部病灶改变和痊愈。同时张大宁强调, 在注重整体治疗的同时, 不排除对局部病灶或某一特异性症状的治疗。

连根汤（李文瑞经验方）

【组成】连翘 30～90 g，白茅根 30～60 g。

【功效】清热散结，凉血通淋。

【主治】热结下焦血分，迫血下行之血尿。症兼见尿道有灼热或不适感，舌红，苔薄，脉弦滑。

【加减】治疗后期若出现阴虚征象，可酌情加入滋补肾阴之品。

【方解】方中连翘，性凉味苦，清热解毒，散结消肿，《药性论》曰："主通利五淋，小便不通，除客家烦热"。《药品化义》曰："连翘，总治三焦诸经之火，心肺居上，脾居中州，肝胆居下，一切血结气聚，无不调达而通畅也，但连翘治血分功多，柴胡气分功多"，取其清血分结热而通淋；白茅根，性寒味甘，凉血止血，清热利尿。《本草纲目》曰："甘能除伏热，利小便，故能止诸出血……"《本草正义》曰："寒凉味甚甘，能清血分之热，而不伤于燥，又不黏腻，故凉血不虑其积瘀……"取其清热凉血而通淋。

【注意事项】虚寒体质者忌用。

【现代研究】连翘有广谱抗菌作用，对金黄色葡萄球菌、志贺菌属有很强的抑制作用，对其他致病菌、流感病毒以及钩端螺旋体也均有一定的抑制作用，有抗炎、解热作用，所含维生素 P 可降低血管通透性及脆性。白茅根能显著缩短出血和凝血时间，其水煎剂和水浸剂有利尿作用，对肺炎链球菌、卡他球菌、流感嗜血杆菌、金黄色葡萄球菌及福氏志贺菌、宋氏志贺菌等有抑制作用。

【用方经验】此方系李文瑞根据多年治疗血尿的临床经验而自拟的有效方剂。此方组成药物简单，方小药精，仅有连翘、白茅根两味，但药量较重，一般用量为各 30 g，连翘最大可用至 90 g，白茅根最大可用至 60 g。临床主要用于热结下焦血分，迫血下行而致之血尿证。

第三节 多 尿

多尿是一种以 24 小时排尿量超过 2 500 ml为主要特征的常见症状。多尿的发生，中医认为乃因燥热伤肺，治节失职，或肾虚下元不固，或脑神等病变及肾，使肾之气化失司，水津直趋膀胱而下泄所引起。

缩泉益肾煎（仝小林经验方）

【组成】黄芪30 g，紫河车15 g，山茱萸8 g，熟地黄15 g，五倍子9 g，五味子6 g，白果15 g，桑螵蛸30 g，芡实30 g，金樱子30 g，生大黄1.5 g，桃仁9 g，水蛭3 g。

【功效】补肾缩泉，活血通络。

【主治】①肾小球疾病、慢性肾小管间质性疾病、肾脏浓缩功能减退夜尿增多，及肾性多尿，甚或肾性尿崩症。高血压、糖尿病患者，由于肾小动脉硬化，肾脏浓缩功能减退的夜尿增多。②心功能不全或某些内分泌疾病，如慢性肾上腺皮质功能不全、原发性醛固酮增多症、糖尿病等。③电解质紊乱。兼见烦躁失眠，口干口渴，疲乏无力，精神倦怠，皮肤干，脉细弱。

【加减】有前列腺增生者可加橘核9 g，山楂核9 g，沉香3 g，白矾9 g；阳虚甚者可选右归丸合桑螵蛸散加减，药用地黄10 g，熟地黄10 g，山茱萸10 g，巴戟天12 g，鹿角6 g，龙骨30 g，龟甲10 g，菟丝子12 g，乌药6 g，枸杞子12 g，炙甘草6 g，益智10 g，党参10 g，山药15 g，当归10 g。

【方解】方中黄芪补气生阳，紫河车温肾补精，益气养血，二药共用可使肾中精气充沛，肾阳得温；山茱萸、熟地黄补肾阴，五倍子、五味子、白果、桑螵蛸、芡实、金樱子收涩缩泉，配以抵当汤活血通络。

疑难杂症国医圣手时方

【注意事项】肝经实火、膀胱湿热者，不宜使用本方。

【现代研究】黄芪有明显的利尿作用，能消除实验性肾炎尿蛋白，能升高低血糖，降低高血糖；紫河车含有多种酶系统，增强机体抵抗力，具免疫及抗过敏作用；山茱萸能抑制血小板聚集，抗血栓形成，有明显降血糖作用，有利尿作用，对非特异性免疫功能有增强作用；熟地黄具有对抗地塞米松对垂体—肾上腺皮质系统的抑制作用，并能促进肾上腺皮质激素的合成；五倍子对蛋白质有沉淀作用，神经末梢蛋白质的沉淀，可呈微弱的局部麻醉现象。五味子对神经系统各级中枢均有兴奋作用，对大脑皮质的兴奋和抑制过程均有影响，使之趋于平衡。能降低血压。白果有短暂降压作用，并引起血管渗透性增加。桑螵蛸具有轻微抗利尿及敛汗作用。芡实有收敛、滋养作用。金樱子所含鞣质具有收敛、止泻作用。生大黄能增加肠蠕动，抑制肠内水分吸收。桃仁可使出血及凝血时间明显延长，煎剂对体外血栓有抑制作用。水蛭有强抗凝血作用，能显著延长纤维蛋白的凝聚时间，水蛭提取物、水蛭素对血小板聚集有明显的抑制作用，抑制血栓形成，对弥漫性血管内凝血有很好的治疗作用。

【用方经验】夜尿多是老年人常见的症状，也是肾动脉硬化疾病早期的预见症。中医认为，尿液的正常排泄依赖于肺的通调水道、肾主水司开合以及膀胱与三焦的气化功能。老年人肾气渐虚，肾阳虚损，肾虚开合失司，开多合少，夜间阴气盛而阳气藏，故尿多。仝小林教授以补肾缩泉活血通络为法，自拟缩泉益肾煎。不仅培补肾元，而且在补肾基础上佐以收摄、活血通络，故取得较好疗效。

第四节　小便失禁

小便失禁是指膀胱不能保持正常的节制功能，以致尿液不自主地流出的内科常见症状。小便失禁的发生，中医认为系因脏腑虚衰，或病邪侵扰致三焦气化失司，膀胱不约所引起。

徐福松经验方

【组成】桑螵蛸、菟丝子、益智、乌药、沙苑子、山药、木瓜、茯苓、煅龙骨、煅牡蛎、鬼箭羽。

【功效】补肾阴、摄膀胱为主，佐以活血化瘀、清利湿热。

【主治】前列腺切除术后小便失禁。症兼见溲黄、尿道灼热、口干欲饮、舌质红少苔、脉细弦带数。

【加减】症见舌质红绛、口干欲饮、脉细数者，常加地黄、天花粉、知母；会阴部痛甚、舌质瘀紫者，常加桃红、炙乳香、炙没药；小腹胀痛、尿频尿急、尿道灼痛、尿道口红肿、尿液检查示有脓细胞者，常加木通、车前子、萹蓄、瞿麦；如患者为前列腺癌术后，则常加仙鹤草、白花蛇舌草。

【方解】方中桑螵蛸、菟丝子、益智、乌药补肾助阳，固精缩尿；沙苑子、山药补肾阴，固精气；配木瓜、茯苓以祛湿热，煅龙牡收敛固涩。而鬼箭羽既能通利小便，又能活血，为治疗尿失禁之良药。

【注意事项】肝经及膀胱湿热者，不宜使用本方。

【现代研究】桑螵蛸具有轻微抗利尿及敛汗作用。菟丝子增加非特异性抵抗力作用。益智有健胃、抗利尿作用。乌药能使局部血管扩张，血液循环加速，缓和肌肉痉挛疼痛。沙苑子有抗疲劳作用。山药对细胞免疫功能和体液免疫有较强的促进作用，并有降血糖、抗氧化等作用。木瓜对肠道菌和葡萄球菌有明显的抑菌作用。茯苓具有利尿、镇静、抗肿瘤、降血糖、增强免疫功能的作用。煅龙骨、煅牡蛎所含钙离子，能促进血液凝固，降低血管壁通透性。并可减轻骨骼肌的兴奋性及明显的镇痛作用。鬼箭羽对尿道括约肌的舒张和收缩功能具有双向调节作用。

【用方经验】徐福松认为本病以肾气伤残、膀胱失约为本，瘀血内阻、湿热下注为标。本病患者多年逾花甲，下元本亏，复因手术所伤，其肾气之伤残可以想见。肾气既虚，则膀胱约束无权，是以小便失禁。正如

《黄帝内经》所曰"膀胱不约为遗溺"，"水泉不止者，是膀胱不藏也"。基本方补肾阴、摄膀胱为主，临证尚须随证加减，阴虚火旺较甚者滋肾阴，清相火；瘀血内阻者活血化瘀，通络止痛；湿热蕴结膀胱者清利湿热；前列腺癌术后者兼抗癌毒。总之，徐福松临证之时，必先四诊详察以明其证，中西合参再究治理，选方严谨，用药灵活，故而屡试屡验。

疑难杂症国医圣手时方

第五节 阴 痒

阴痒是一种以妇女外阴或阴道瘙痒，甚者难以忍受，坐卧不宁，或伴有带下增多为主要特征的症状。阴痒的发生，中医认为乃因湿热下注，浸渍阴部；或湿热生虫，虫蚀阴中；或肝肾不足，精血亏虚，外阴失养等因素引起。其病位在外阴、阴道，病性有虚、实两端。

清热解毒止痒方（丁启后经验方）

【组成】土茯苓 20～30 g，苦参、白鲜皮、败酱草、椿皮、泽泻、地黄各 12 g，柴胡 9 g。

【功效】清热解毒，除湿杀虫止痒。

【主治】脾虚肝热湿热下注或湿毒蛊虫侵入阴部的阴痒。临床特点，阴痒难忍，带多臭秽，带如米泔样或豆腐渣状，重者阴部嫩红肿痛或者溃破。如热偏重，可伴心烦口苦，胸胁胀痛，小便短赤或大便秘结。舌质红苔黄腻，脉弦滑。如湿偏重，可伴口中黏腻而苦，胸闷泛恶，小便黄少或大便溏臭。脉濡数，舌苔厚腻。

【加减】如热偏重，加龙胆、栀子、金银花、黄柏、大血藤、蒲公英；湿偏重，加苍术、猪苓、车前子、赤小豆；气虚加白术、白扁豆、山药、茯苓；痒甚加地肤子。

【方解】方中土茯苓、苦参、白鲜皮、败酱草、椿皮共有清热解毒，除湿止带，杀虫止痒之功；泽泻利水渗湿泄热；地黄清热凉血，使利湿不伤阴；柴胡宣畅湿热郁结气机。

全方使热清毒解，湿去痒止。其中土茯苓清热解毒除湿作用强，药味平和，无苦寒伤阴伤胃之虑，与苦参相配可视为方中君药。

【注意事项】服药期间，宜勤换洗内裤，注意个人卫生。

【现代研究】方中苦参对志贺菌属、大肠埃希菌、变形杆菌、乙型溶血性链球菌、金黄色葡萄球菌、滴虫及常见的皮肤真菌均有不同程度的抑制作用；白鲜皮能抑制多种致病真菌；败酱草对金黄色葡萄球菌有较强的抑制作用；泽泻有抗炎作用；地黄有抗炎、抗过敏、抗真菌作用；柴胡具有抗渗出和抗肉芽肿作用。

【用方经验】丁启后用此方治疗湿热型阴痒，可配合外洗方，药用山豆根、儿茶、苦参、白鲜皮、蛇蜕各 20 g。包煎，熏洗坐浴，每次 15～20 分钟，每日 1～2 次。如滴虫致痒者，加百部、大蒜、鸦胆子、枯矾、乌梅；霉菌致痒者，加土槿皮、地肤子、鹤虱、花椒；淋菌致痒者，加野菊花、蒲公英、金银花、土茯苓、黄柏；湿疣致痒者，加鸦胆子；白斑致痒者，加补骨脂、花椒。

滋阴润燥止痒方（丁启后经验方）

【组成】熟地黄、制何首乌、麦冬、山茱萸、女贞子、墨旱莲、桑椹、火麻仁、蒺藜各 12～15 g，牡丹皮 9～12 g。

【功效】滋阴润燥，祛风止痒。

【主治】肝肾阴亏，血燥生风之妇科痒

证。临床特点：皮肤或阴部干痒灼热辣痛或眼痒干涩，夜间或遇热加重，搔抓易期红色疹痕，痒止疹痕易退，皮肤失润或阴部皮肤变白萎缩。可伴带下黄少或夹血，五心烦热，失眠多梦。舌体瘦质红少苔，脉细数。

【加减】如热重生地黄易熟地黄，加赤芍；痒重加僵蚕、防风；带下夹血加茜草、阿胶。

【方解】方中熟地黄、麦冬、制何首乌、女贞子、墨旱莲、桑椹、火麻仁、山茱萸滋补肝肾；牡丹皮、墨旱莲清热凉血；白蒺藜祛风止痒。全方共奏滋阴清热、润燥止痒之效。

【注意事项】服药期间，忌辛辣炙煿食物。

【现代研究】方中熟地黄有抗炎、抗过敏、抗真菌作用；何首乌能促进细胞的新生和发育，对金黄色葡萄球菌、白色葡萄球菌、奈氏卡他菌及乙型溶血性链球菌等有一定的抑制作用；山茱萸有一定的抑制真菌作用；女贞子有抗肿胀作用；火麻仁有抗炎作用；蒺藜有强壮、抗衰老和促性腺激素样作用；牡丹皮有抗炎作用。

【用方经验】丁启后用此方治疗阴血亏虚型阴痒，已取得较好疗效。对于一些顽固性妇科阴痒证，可加蝉蜕、僵蚕、蜈蚣、全蝎、乌梢蛇、地龙等虫类药。这些药物具有祛风解毒止痒或祛风通络止痒之功，用之可以增加疗效。

蔡小荪经验方

【组成】当归、川芎、白芍、熟地黄、龟甲胶、麦冬、知母、黄柏、制何首乌、泽泻。

【功效】滋阴润燥止痒。

【主治】阴虚血燥证。症见外阴瘙痒日久不愈，外阴皮肤、黏膜干燥或粗糙。

【加减】如口干咽燥者，加玄参、北沙参；痒甚者，加蒺藜、防风、白鲜皮；大便秘结者，加瓜蒌、火麻仁；皮肤干燥者，加黄精、女贞子、鸡血藤。

【方解】方中用四物汤加龟甲胶、麦冬、制何首乌滋阴养血，润泽肌肤；知母、黄柏清热燥湿；泽泻利水渗湿。全方共奏滋阴润燥之效。

【注意事项】方中龟甲胶宜烊化蒸兑。

【现代研究】方中当归具有降低血管通透性和抗损伤、抗浮肿、抗炎症等作用；川芎有扩张血管、改善微循环作用；白芍有抗炎、抗浮肿、抗菌作用；熟地黄有抗炎、抗过敏、抗真菌作用；知母、黄柏均有抗病原微生物作用；何首乌能促进细胞的新生和发育，对金黄色葡萄球菌、白色葡萄球菌、奈氏卡他菌及乙型溶血性链球菌等有一定的抑制作用；泽泻有抗炎作用。

【用方经验】蔡小荪用此方治疗阴虚血燥型阴痒，疗效较好。常规剂量：当归10 g，川芎6 g，白芍15 g，熟地黄15 g，龟甲胶10 g，麦冬10 g，知母10 g，黄柏10 g，制何首乌15 g，泽泻6 g。

第六节 阴 痛

阴痛是一种以外阴及阴道内的自觉疼痛为主要特征的妇科常见症状。阴痛的发生，中医认为乃因寒暖失宜，情志失舒，湿热内蕴，或肝郁脾虚化火生湿，下注阴部，或肝肾不足，年老精亏血虚，生风化燥，阴部肌肤失养所引起。

清经导滞汤（宋光济经验方）

【组成】柴胡6 g，当归、白芍、川楝子、延胡索各9 g，大血藤、忍冬藤各12 g。

【功效】清肝化湿，理气止痛。

【主治】顽固性阴痛。症兼见带多，色黄，口干，便秘，舌苔黄，脉细数。

【加减】乳房胀痛有块，加郁金、预知子；月经量多，加侧柏炭、墨旱莲炭；便秘，加瓜蒌子、火麻仁。

【方解】方中柴胡为疏肝解郁之要药，《本草从新》认为"宣畅气血，散结调经之功"。又曰"人弟知柴胡不但是气分药，又能入血而行血之气，在气能调血，在血能调气"；川楝子、延胡索合而名金铃子散，是宋光济常用之药，为理气活血清肝止痛之良药，能行气分之郁，散血分之结；当归养血活血，焦白芍和营敛阴，与甘草合用，有缓急止痛之效；大血藤、忍冬藤，清解郁热散瘀止痛，共奏理气活血、清热通络之效。

【注意事项】脾虚泄泻者，不宜使用本方。

【现代研究】柴胡及其有效成分柴胡皂苷有抗炎作用，其抗炎作用与促进肾上腺皮质系统功能等有关；白芍对急性炎症水肿有明显抑制作用，对棉球肉芽肿有抑制增生作用；忍冬藤对小肠及回肠有解痉作用；川楝子能兴奋肠管平滑肌，使其张力和收缩力增加；延胡索有显著的镇痛、催眠、镇静与安定作用；大血藤有抑菌作用，对肠段有明显的抑制作用。

【用方经验】"阴痛"属中医妇科"痛证"范畴，是妇科生殖疑难疾病，常发生于人流、经期、产后，不注意清洁卫生，脏腑功能失调，久而久之则成是病。正如《诸病源候论》所曰："阴痛之病由胞络伤损致脏虚受风邪……其风邪乘气冲击而痛者无疮，但疼痛而已。"中医认为主要与肝、肾关系密切。肝藏血，主疏泄，为气血之本，肾主生殖为阴脉之本，二者皆绕阴器而过，与妇女生殖器有经络上的联系。清经导滞汤是已故宋光济教授根据祖传秘方结合自己50余年经验研制而成，对肝郁肾虚，湿热瘀滞筋脉之阴痛有明显的效果，且对妇女盆腔炎和输卵管炎症引起之不孕等亦有很好的疗效。但本药主要针对肝郁肾虚之热证，至于寒湿瘀阻引起的"阴痛"则需灵活辨证加减治之，方能获得药到病除之功效。

疑难杂症国医圣手时方

第七章 血液、内分泌及代谢系统疑难杂症

第一节　贫　血

贫血是一种以外周血液的血红蛋白浓度、红细胞计数和/或血红蛋白压积低于同年龄和同性别正常人的最低值，出现面唇指甲苍白、头晕、心悸、疲乏无力等症状为主要特征的常见临床表现。贫血的发生，中医认为乃因饮食失调，或脾胃虚弱，气血生化不足，或长期失血，妊娠失养，阴血亏损，或先天禀赋不足，房劳过度，肾精亏虚，精血生化不足所引起。

益气补血汤（李振华经验方）

【组成】黄芪30 g，党参15 g，白术9 g，茯苓15 g，当归12 g，白芍15 g，山茱萸15 g，酸枣仁15 g，九节菖蒲9 g，砂仁6 g，广木香6 g，阿胶9 g，鸡血藤30 g，炙甘草6 g。

【功效】益气健脾，养血安神。

【主治】气血亏虚，心脾不足证。症见面色萎黄，心慌气短，体倦乏力，失眠多梦，记忆力减退，头晕目眩，食欲不振，胃脘满闷，或见鼻衄、齿衄及皮肤衄血，妇女则见白带多、月经量少或量多色淡，舌质淡胖，苔薄白，脉虚无力。

【加减】如头晕目眩者，加菊花；衄血重者，加生地黄炭、黑地榆；肌肤甲错、舌质紫暗、脉细涩者，加丹参、桃仁；食少腹胀、大便溏薄者，去当归、白芍，加泽泻、炒薏苡仁。

【方解】本方所治贫血乃因脾虚生化之源不足所致。方中药物系由归脾汤化裁而来，用黄芪、党参、白术、茯苓、砂仁、广木香、炙甘草，益气健脾，调中和胃，促使水谷化生精微；当归、白芍、山茱萸、鸡血藤、阿胶，养血滋阴，补血止血；酸枣仁、九节菖蒲，安神定志。共奏益气健脾、养血安神之效。

【注意事项】方中阿胶宜另包烊化分兑。

广木香宜用云木香代替。

【现代研究】方中黄芪有增强骨髓造血功能、增强细胞代谢等作用；党参能升高红细胞、血红蛋白和网织红细胞；当归能促进红细胞及血红蛋白生成；阿胶能促进红细胞及血红蛋白恢复。

【用方经验】李振华用本方治疗贫血，乃因心脾两虚所致，对于贫血兼血小板减少者亦有一定疗效。

滋阴补血汤（李振华经验方）

【组成】当归9 g，白芍15 g，熟地黄15 g，山茱萸12 g，枸杞子15 g，蒸何首乌15 g，炒栀子9 g，柏子仁15 g，阿胶9 g，龟甲胶9 g，地骨皮12 g，黑地榆12 g，菊花12 g，甘草3 g。

【功效】滋补肝肾，益阴养血。

【主治】肝肾阴虚，血虚燥热证。症见头晕头疼，耳鸣目眩，心慌心悸，腰膝腿软，面白额红，遗精盗汗，心急失眠，五心烦热，爪甲枯脆，皮肤干燥，时有低热，或见鼻衄、齿衄及皮肤衄血，妇女月经量多，舌质红，苔薄白，脉细数无力。

【加减】如午后低热者，加银柴胡、牡丹皮；气虚神疲者，加党参；遗精盗汗者，加龙骨、牡蛎。

【方解】本方所治贫血乃因肾虚阴亏，肝失滋养，肝肾阴虚为主。方中用当归、白芍、熟地黄、山茱萸、枸杞子、蒸何首乌，补益肝肾，养血滋阴；阿胶、龟甲胶、黑地榆，养血滋阴，凉血止血；炒栀子、地骨皮、菊花，凉肝清热；柏子仁，清心安神。共奏滋阴养血之效。

【注意事项】方中阿胶、龟甲胶均宜另包烊化分兑。

【现代研究】方中当归能促进红细胞及血红蛋白生成；何首乌有促进血细胞新生和发

育的作用；阿胶能促进红细胞及血红蛋白恢复。

【用方经验】李振华用此方治疗贫血，乃因肝肾阴虚所致，对于贫血严重者，必要时可配合输血。

第二节　出血倾向

出血倾向是一种以皮肤、黏膜或/及脏器的自发性、广泛性出血，或轻微创伤后出血、渗血不易自行停止为主要特征的常见临床表现。出血倾向的发生，中医认为乃因风热燥毒，酒热辛肥，郁怒忧思，劳欲体虚，导致气火逆乱，血不循经，络伤血溢所引起。

赤云汤（李幼昌经验方）

【组成】赤小豆 6 g，煅云母 15 g，地黄 30 g，麦冬 15 g，玄参 15 g，黄芩 10 g，牡丹皮 10 g，墨旱莲 30 g，侧柏炭 30 g，白茅根 15 g，牛蒡子 10 g，藕节 30 g。

【功效】清热凉血止血。

【主治】热入营血，迫血妄行。症见鼻衄、牙龈出血、咳血、溲血、便血、肌衄等，亦治妇科月经先期、月经过多、逆经等属血热者。

【方解】方中赤小豆、黄芩清热解毒；生地黄、牡丹皮清热凉血；麦冬、玄参、墨旱莲养阴清热；侧柏炭、白茅根、藕节凉血止血；云母收敛止血；牛蒡子祛风散热。共奏凉血止血之剂。

【注意事项】云母宜布包先煎。

【用方经验】李幼昌用本方治疗各种出血，乃因血分有热、迫血妄行者。在应用时，可加水牛角、金银花炭等以加强凉血止血作用。

第三节　甲状腺肿大

甲状腺肿大是一种以甲状腺外形望诊可见、触诊可及，并随吞咽动作上下移动为主要特征的常见临床表现。甲状腺肿大的出现，中医认为乃因饮食失调，情志不畅，体质因素，导致肝气郁滞，继而痰浊、火郁、血瘀交互为患，或心肝阴虚所引起。

消瘿散结汤（许芝银经验方）

【组成】三棱、莪术、海藻、昆布、生天南星、山慈姑、夏枯草、穿山甲、皂角刺、陈皮、法半夏、茯苓、柴胡。

【功效】破瘀化痰，消瘿散结。

【主治】甲状腺肿大或肿块，无疼痛，无红热。

【方解】方中三棱、莪术活血化瘀；海藻、昆布、法半夏、生天南星化痰散结；山慈菇、夏枯草、穿山甲消瘿散结；皂角刺散结消肿；陈皮、柴胡疏肝理气；茯苓淡渗利湿。诸药配合，共奏破瘀化痰、消瘿散结之效。

【注意事项】方中穿山甲宜先煎。孕妇、月经过多者不宜用。

【现代研究】方中莪术有抗肿瘤及促进血块吸收作用；海藻、昆布均能使因缺碘引起的甲状腺功能异常恢复正常、腺体肿大缩小；天南星、山慈姑、法半夏、茯苓均有抗肿瘤作用；陈皮有抗炎作用；柴胡有抗炎作用。

【用方经验】许芝银用此方治疗各种甲状腺肿大及甲状腺肿块，乃因痰瘀互结所致。此方用药峻猛，应用时宜避免攻伐太过，伤阴败胃。常用剂量：三棱 10 g，莪术 10 g，海藻 10 g，昆布 10 g，生天南星 6 g，山慈菇 6 g，夏枯草 10 g，穿山甲 6 g，皂角刺 10 g，陈皮 10 g，法半夏 10 g，茯苓 15 g，柴胡 10 g。

疑难杂症国医圣手时方

第八章 运动器官疑难杂症

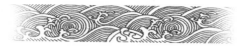

第一节 颈 痛

颈痛是一种以颈、项部疼痛不适为主要特征的常见症状。颈痛的发生，中医认为乃因六淫外袭、肾督亏虚、久事劳伤或颈部外伤所致。其病位在经络，与肝、肾有关，其病性多为虚实夹杂。

颈痹汤（娄多峰经验方）

【组成】葛根 18 g，威灵仙 15 g，秦艽 12 g，羌活 12 g，透骨草 21 g，鸡血藤 21 g，当归 18 g，地黄 18 g，白芍 15 g，香附 15 g。

【功效】祛邪通络，活血养血，舒筋止疼。

【主治】颈痹疼痛。

【加减】寒者，加桂枝；热者，加忍冬藤、败酱草；痛剧，加制乳香、制没药；气虚，加黄芪。

【方解】颈项部是活动较多的部位，可作多种运动，此处患痹证，多由风寒湿邪侵袭、扭转损伤和筋脉失养三种因素而致。临床上分急性和慢性两种类型，急性者多为颈部过度疲劳，汗出当风，毛窍开放，风寒湿邪乘虚侵入颈部，致局部气血凝滞而发病；慢性者多因长期劳损，又感外邪所致。急性者若治疗不及时或不彻底，可转为慢性，而慢性若加之疲劳，复受风湿，可急剧发作。其病机，为邪阻经脉，筋脉失养，邪与气血搏结，经脉阻滞不通，造成筋脉痉挛、充血、肿胀，而出现热、胀、酸、凉、疼、麻、颈项强硬、仰俯扭转功能受限等症状。其治疗以祛邪活血为主。

方中葛根升阳解肌，以解项背之急；威灵仙、秦艽、羌活、透骨草祛风通络，舒筋止痛；鸡血藤、当归、地黄、白芍养血柔筋；香附理气通络。诸药配合，合奏祛风通络、活血舒筋之剂。

【注意事项】方中羌活力雄气厚，部分患者有恶心欲呕的副作用，可加法半夏监制。

【现代研究】方中葛根能直接扩张血管，使外周阻力下降，而有明显降压作用；威灵仙具有镇痛作用；秦艽有抗炎、减轻关节肿胀等作用；羌活、白芍、香附均有镇痛、抗炎作用；当归有镇痛、抗炎、抗浮肿作用；生地黄有抗炎作用。

【用方经验】娄多峰用此方治疗各种颈痹疼痛，尤多见于颈椎病和落枕，只要在辨证加减的基础上坚持用药，就能取得较好疗效。

欧阳锜经验方

【组成】制何首乌、白芍、桑椹、蒺藜、葛根、豨莶草、蝉蜕、甘草。

【功效】平肝通络。

【主治】项部麻木胀痛、转侧不利，伴口苦，烦躁，失眠，舌质红，脉细。

【加减】烦躁易怒者，加钩藤、苦丁茶、郁金；胸闷呕恶者，加法半夏、陈皮、茯苓；呕恶，苔黄厚腻者，加枳实、竹茹、瓜蒌皮；失眠者，加炒酸枣仁、首乌藤、煅牡蛎；心悸者，加丹参、炙远志；食少者，加山楂、麦芽、鸡内金；便秘者，加女贞子、决明子。

【方解】《素问·金匮真言论》曰："东风生于春，病在肝，俞在颈项。"故项强一病，责在肝，治宜柔肝、平肝。若项强发于春（春气通于肝），其治更多在肝。

方中用制何首乌、白芍、桑椹、刺蒺藜以养血柔肝，平肝熄风；豨莶草、蝉蜕祛风通络；葛根升清通络，为颈项部位之引经药；甘草配白芍缓急止痛。诸药配合，共奏平肝通络之剂。

【注意事项】局部冷痛畏寒者不宜用此方。

【现代研究】方中白芍有镇痛、抗炎作用；葛根能直接扩张血管，使外周阻力下降，而有明显降压作用；豨莶草有抗炎和扩张血管作用；蝉蜕有镇痛、镇静作用；甘草具有

疑难杂症国医圣手时方

抗炎、解痉和镇痛作用。

【用方经验】欧阳锜用此方治疗颈项疼痛，乃因肝风内动所致，对于伴脑动脉硬化、高血压者更有良好疗效。常用剂量：制何首乌 15 g，白芍 15 g，桑椹 15 g，蒺藜 10 g，葛根 30 g，豨莶草 15 g，蝉蜕 10 g，甘草 3 g。

第二节　肩　痛

肩痛是一种以肩部的各种疼痛感觉，并可能引起上肢放射痛为主要特征的常见症状。肩痛的发生，中医认为乃因外感六淫、风、寒、湿、热之邪阻遏肩部经络，或动作过猛，外伤，导致瘀血内阻，经络气机阻塞，或素体虚弱，气血不足，经络失养所引起。

肩凝汤（娄多峰经验方）

【组成】羌活 18 g，桂枝 15 g，地黄 21 g，透骨草 30 g，鸡血藤 30 g，当归 18 g，丹参 30 g，香附 12 g。

【功效】养血祛风，散寒止痛。

【主治】肩痹疼痛。

【加减】外伤瘀血痛甚者，加制乳香、制没药；寒痛甚，加制川乌、制草乌；有热者，加忍冬藤、桑枝；痉挛痛者，加蜈蚣、白芍；气虚者，加黄芪。

【方解】本方所治肩痛虽多为风寒湿而致，但实际上它是一种多因素的病变。在人体诸关节中，肩关节的活动范围最大，在日常生活中起着重要的作用，所以一般扭握损伤机会也较多。临床分急性损伤和慢性劳损。急性损伤不属痹证范畴，但若治疗不及时或治疗不彻底，瘀血不散；或长期劳损，气血不足，筋骨出现损伤性退行性病变，复感外邪（主要是风寒），以致脉络阻滞，气血不和则为肩部痹证。其治疗宜以养血祛风散寒为主。

方中地黄、鸡血藤、当归、丹参养血通络；羌活、桂枝祛风散寒；透骨草祛风通络止痛；香附理气通络。诸药配合，共奏养血祛风散寒之效。

【注意事项】方中羌活力雄气厚，部分患者有恶心欲呕的副作用，可加法半夏监制。

【现代研究】方中羌活、桂枝、香附均有镇痛、抗炎作用；地黄有抗炎作用；当归有镇痛、抗炎、抗浮肿作用；丹参具有抗炎、促进创伤恢复、抑制胶原合成等作用。

【用方经验】娄多峰用此方治疗肩痹疼痛，此病古人称肩凝证、漏肩风。现代医学多称五十肩、老年肩、冰冻肩、肩关节粘连、肩关节周围炎等。临床多见于 50 岁以上者，主要表现为肩部凉痛，酸胀或麻木，遇冷痛增，夜间较剧，肩关节功能受限等。娄氏根据肩部痹证的病因病理特点及症状，用此方治疗，经多年观察，效果良好。

欧阳锜经验方

【组成】法半夏、陈皮、芥子、姜黄、桑枝、豨莶草、甘草。

【功效】化痰通络。

【主治】肩背酸痛，臂痛不能举，或有转移，或左或右，形体肥胖，舌苔白腻，脉沉细。

【加减】胸闷者，加瓜蒌皮、枳壳；上肢拘挛痛者，加木瓜、白芍；项强者，加葛根；痰热者，加竹茹、瓜蒌；关节屈伸不利者，加松节、竹节；食少者，加佛手、山楂、麦芽。

【方解】《丹溪治法心要·臂痛》指出：臂痛乃"上焦湿，横行经络"，"治用二陈汤"。《管见良方》亦曰："臂痛不能举，时复转移，或左或右，此中脘伏痰，……宜茯苓圆或控涎丹。"故从痰湿阻络论治。

方中用陈皮、半夏理气化痰，有健脾之效而无破气之弊；用芥子祛痰解凝，有搜痰之功而无劫液之虞。辅以桑枝、豨莶草通络缓痛，加姜黄引诸药横行肩臂，甘草调和诸药。上药共奏化痰通络之功，痰凝解则酸胀除，络脉通故痹痛止。

【注意事项】局部冷痛、形寒肢冷者不宜用此方。

【现代研究】方中半夏能镇痛，并对血管通透性有轻微抑制作用；陈皮有抗炎作用；姜黄有抗炎、抑制关节肿胀等作用；豨莶草

有抗炎和扩张血管作用；甘草具有抗炎、解痉和镇痛作用。

【用方经验】欧阳锜用此方治疗肩痹，多见于肩周炎，通常有"时复转移，或左或右"特征，并伴有形体肥胖，苔白腻、脉沉细等痰湿之征。常用剂量：法半夏 10 g，陈皮 10 g，芥子 10 g，姜黄 10 g，桑枝 30 g，豨莶草 15 g，甘草 6 g。

第三节　腰　痛

腰痛是一种以腰部的各种疼痛感觉，并可能引起下肢放射痛为主要特征的常见症状。腰痛的发生，中医认为乃因外感六淫，风、寒、湿、热邪阻滞，瘀阻经络，或素体肝、脾、肾亏虚，阴阳气血不足，经络失养所引起。

补气壮腰汤（郭维淮经验方）

【组成】黄芪 30 g，党参 15 g，当归 10 g，续断 12 g，生白术 15 g，升麻 5 g，香附 15 g，乌药 6 g，威灵仙 10 g，枳壳 10 g，骨碎补 10 g，桑寄生 12 g，独活 10 g，甘草 3 g。

【功效】温中补气，壮腰。

【主治】气虚腰痛。症见素体虚弱，倦怠无力，腰痛时轻时重，缠绵不愈，劳累加重，休息减轻，舌质淡，苔白，舌体大，脉沉细或沉弦。

【加减】痛甚者，加延胡索、木香以理气止痛；腰痛连及腿痛者，加川牛膝、北刘寄奴以通经活络；腰痛连及腿麻木者，加全蝎、僵蚕以通经除风；腰痛酸沉者，加狗脊、何首乌以滋补肝肾。

【方解】方中黄芪补脾益气兼补肾脏之元气，与党参培补中宫之气为君；当归、骨碎补、续断活血补肝肾为臣；佐以白术补气健脾，升麻升阳行瘀，香附、乌药、枳壳理气，威灵仙、独活、桑寄生通经活络为佐；甘草

调合诸药为使。

【注意事项】热病伤津及阴虚燥渴者，不宜使用本方。

【现代研究】黄芪能促进机体代谢、抗疲劳、促进血清和肝脏蛋白质的更新；党参能升高动物红细胞、血红蛋白、网织红细胞，还有延缓衰老、抗缺氧、抗辐射等作用；当归能显著促进血红蛋白及红细胞的生成；续断有抗维生素 E 缺乏症的作用；生白术有强壮作用；升麻具有解热、抗炎、镇痛、抗惊厥、升高白细胞、抑制血小板聚集及释放等作用；香附有轻度雌激素样作用；乌药能使血管扩张，血液循环加速，缓和肌肉痉挛疼痛；威灵仙有镇痛、抗利尿、抗疟、降血糖、降压、利胆等作用；枳壳有抑制血栓形成的作用；骨碎补能促进骨对钙的吸收，提高血钙和血磷水平，有利于骨折的愈合，改善软骨细胞，推迟骨细胞的退行性病变。此外，骨碎补双氢黄酮苷有明显的镇静、镇痛作用；桑寄生有降压作用；独活有抗炎、镇痛及镇静作用。

【用方经验】郭维淮认为，慢性腰痛多为气虚性腰痛，临床上应审明肾虚、气虚，症治合一，方可药到病除。气虚性腰痛当首先以补气为主，佐以固肾壮腰之品，自拟补肾壮腰汤在临床治疗中收到了良好的效果。

疑难杂症国医圣手时方

补肾止痛散（郭维淮经验方）

【组成】当归 12 g，续断 15 g，杜仲 12 g，大黄 10 g，小茴香 6 g，青盐 6 g，补骨脂 10 g，骨碎补 10 g，枳壳 10 g，广木香 5 g，甘草 3 g。

【功效】行气活血，补肾止痛。

【主治】瘀滞型腰痛。症见发病时自觉有股气走窜到一侧腰部，或一侧腰骶部，当即疼痛难忍，不能转侧，动则痛甚。继而咳嗽时局部牵掣，痛甚者呼吸时亦出现疼痛。或发病时自觉腰内有一声响，当即腰痛难忍，腰即不能活动，自觉腰部成两截，上部带不动下部，不能直起，咳嗽、大小便时有牵制疼痛。

【加减】仅腰椎一侧发痛，伤部压痛，咳嗽、翻身痛等，可内服补肾止痛散，2 剂后腰已觉不痛，但觉有困酸不适，可再服补肾止痛散，去大黄，加生白术 15 g，燥湿利水、补益脾胃；若为女性患者加官桂 3 g，散寒止痛；若体质素弱自觉腰部发沉坠，腰部上下不连者为气虚加黄芪 30 g，党参 15 g，益气、培补肾脏之元气；伤后腰即不能动，腰脊正中压痛咳嗽，大小便时有牵掣疼痛，或腹满大便不通，小便短赤，治宜逐瘀为先，重用大黄 30 g，荡涤瘀血，同时加生姜固护胃气，大白 15 g，理气止痛。

【方解】方中当归活血化瘀止痛为君；臣以大黄荡涤凝瘀败血，枳壳、陈皮、广木香、小茴香宽中理气止痛；佐以续断，续筋通络，杜仲、补骨脂、骨碎补、青盐补肾壮骨；甘草为使，调合诸药。共奏行气活血补肾止痛之功。

【注意事项】湿盛中满、大便泄泻者忌用。广木香宜用云木香代替。

【现代研究】当归能显著促进血红蛋白及红细胞的生成；续断有抗维生素 E 缺乏症、镇痛、促进组织再生作用；杜仲具有调节细胞免疫平衡的功能；大黄有止血、保肝、降压、降低血清胆固醇等作用；小茴香有镇痛及已烯雌酚样作用；青盐富含钙、镁氯化物等；补骨脂促进骨髓造血，增强免疫；枳壳有抑制血栓形成的作用；骨碎补能促进骨对钙的吸收。

【用方经验】腰痛的病因病机较为复杂。郭维淮认为无论是外力致伤或风、寒、湿邪侵淫引起腰痛，均与肾气有关。《景岳全书》"凡病腰痛者，多由真气不足"。也就是说肾气不足是腰痛病理本质的概括。在治疗腰痛病时除分型、辩证用药外应注意益气补肾之品的运作，使正气来复，邪祛病愈。郭维淮在临床治疗腰痛病时要求辩证求因，审明证型，做到症治合一，同时配合适当功能锻炼，使脊柱平衡恢复经络调畅，肌肉、肌腱、韧带强健，才能获得更快、更好、更巩固的疗效。

腰痹汤（娄多峰经验方）

【组成】当归 18 g，鸡血藤 30 g，透骨草 24 g，老鹳草 24 g，独活 18 g，桑寄生 30 g，续断 18 g，香附 15 g。

【功效】补肾养血，通经活血。

【主治】腰痹疼痛。

【加减】寒邪偏胜者，加制川乌、草乌；湿邪偏胜者，加萆薢、白术；热邪胜者，去独活、续断，加败酱草、忍冬藤、知母；瘀血痛剧者，加制乳香、制没药、延胡索；肾阳虚者，加淫羊藿、附子；肾阴虚者，加熟地黄、山茱萸。

【方解】腰部痹证，习惯称腰痛。指腰部一侧或两侧疼痛、重着等症而言。腰支持着人体的上半部，它在身体各部运动时，起着枢纽作用。《素问·脉要精微论》曰"腰者，肾之府"，肾少实证；足太阳膀胱经夹脊抵腰，太阳经主一身之表。所以腰部痹证的病因主要是肾气不足，外邪侵袭（重点为寒湿）或扭、闪损伤（瘀血）。病机上仍为经络阻滞，气血不和，筋脉失养。其治疗以补肾活血为主。

方中桑寄生、续断补肾壮腰；当归、鸡血藤养血柔筋；透骨草、老鹳草祛风通络；独活祛风胜湿；香附理气通络。诸药配合，合奏补肾通络之效。

【注意事项】胸腰椎结核、椎管内外肿瘤，均应及早明确诊断，以免延误治疗。

【现代研究】方中当归有镇痛、抗炎、抗浮肿作用；独活、香附均有镇痛、抗炎作用。

【用方经验】娄多峰用此方治疗各种腰痹疼痛，尤多见于纤维织炎、腰肌劳损、风湿性脊椎炎和腰椎骨质增生症等病，并根据寒、湿、热、瘀、虚的偏重而进行加减，就能取得较好疗效。

第四节　四肢痛

四肢痛是一种以上肢和/或下肢的各种疼痛感觉为主要特征的常见症状。四肢痛的出现，中医认为乃因外感六淫，风、寒、湿、热之邪阻遏经络，或外伤致瘀，经络气机阻塞，或素体虚弱，气血不足，经络失养所引起。

消瘀蠲痛汤（萧琢如经验方）

【组成】姜黄 9 g，桂枝 12 g，当归 9 g，白芍（酒炒）9 g，川芎 9 g，独活 9 g，秦艽 9 g，续断 9 g，细辛 3 g，甘草 3 g，生姜 3 片，大枣 2 枚。

【功效】养血祛风，散寒通络。

【主治】男妇不论远年近日，手臂疼痛，难以屈伸，夜间为甚。

【加减】若瘀血化热者，减少桂枝、独活、细辛用量，加牡丹皮、地黄、小蓟。

【方解】方中用桂枝、白芍调和营卫，散寒止痛；独活、秦艽祛风胜湿；姜黄、当归、川芎活血化瘀，通络止痛；细辛散寒通络止痛；甘草配白芍缓急止痛；生姜、大枣调胃和营。诸药配合，共奏养血散寒之效。

【注意事项】局部红肿热痛者非此方所宜。

【现代研究】方中姜黄有抗炎、抑制关节肿胀等作用；桂枝、白芍、秦艽、细辛均有镇痛、抗炎作用；当归有镇痛、抗炎、抗浮肿作用；川芎有镇痛、扩张血管、改善微循环、促进骨折愈合和血肿吸收等作用；独活有镇痛、抗炎、解痉作用；甘草具有抗炎、解痉和镇痛作用；生姜有减轻肿胀作用；大枣有增强肌力作用。

【用方经验】萧琢如用此方治疗虚寒型手臂痛，乃因瘀血阻滞经络，或兼风寒而作，常因天气变冷、受寒而诱发，用此方治疗，可取良效。

钩菊天麻汤（彭述宪经验方）

【组成】钩藤 15 g，菊花、天麻、青葙子、当归、豨莶草、僵蚕各 9 g，桑枝 15 g，甘草 3 g。

【功效】清肝熄风，祛湿通络。

【主治】肝经风火，走窜经络，四肢麻木，或头、肢颤动。

【方解】方中钩藤、菊花、天麻、青葙子清肝熄风；当归养血柔肝，通经活络；豨莶草祛风胜湿；僵蚕祛风解痉；桑枝平肝祛风，为上肢麻木之引经药；甘草调和诸药。诸药合用，共奏清肝熄风、祛湿通络之剂。

【注意事项】方中天麻宜另包蒸兑，钩藤宜后下。

【现代研究】方中钩藤有降压、镇静、抗惊厥、解痉挛等作用；菊花有降压作用；天麻具有镇静、抗惊厥、降压、抗炎、改善血液循环等作用；当归具有抗炎、镇痛、抗血小板聚集、抗血栓形成、抗氧化、清除自由基等作用；豨莶草有抗炎、降压、扩张血管等作用；甘草有抗炎、解痉作用。

【用方经验】彭述宪用此方治疗肢体麻木，乃因肝气久郁，化火生风，夹有湿邪，走窜肢络所致。若兼瘀阻者，加丹参、红花。

第五节　肌肉萎缩

肌肉萎缩是一种以全身或局部肌肉瘦削、松弛痿软，肌纤维直径男性在 35 μm、女性在 28 μm 以下为主要特征的常见症状。肌肉萎缩的出现，中医认为乃因外感风、热、湿邪，壅阻经络，或跌打损伤，瘀血阻络，或肝、脾、肾亏虚，气血阴阳不足，经络失养所引起。

周仲瑛经验方

【组成】苍术、白术、黄柏、木防己、生黄芪、当归、生薏苡仁、川牛膝、萆薢、五加皮、千年健、淫羊藿。

【功效】补益脾肾，清热化湿，活血化瘀。

【主治】多发性肌炎和运动神经元病之肌肉萎缩。症兼见肢体酸麻、乏力，气短，舌苔薄腻，脉细，或苔黄，脉濡。

【加减】热象明显者，加知母、石南藤；阴伤汗出者，加石斛、地黄、瘪桃干；瘀象明显者，加鸡血藤、葛根、土鳖虫、姜黄等；下肢痿软明显者，加木爪、晚蚕沙等；气虚明显者，加大黄芪用量，但切不可骤补，以免助湿生热。

【方解】方中四妙丸、广防己、独活、蚕沙、萆薢、五加皮等具有祛风清热化湿作用；黄芪、党参、白术、茯苓、薏苡仁具健脾益气作用；续断、桑寄生、淫羊藿等具补益肝肾作用；石斛、知母、当归、鸡血藤等具养阴补血作用。

【注意事项】孕妇慎用，风寒湿痹，虚寒痿病慎用。

【现代研究】苍术使脊髓反射亢进；白术有强壮作用，能促进细胞免疫功能；黄柏有降压、抗溃疡、镇静、肌松等作用；木防己有镇痛作、抗炎作用；生黄芪能促进机体代谢、抗疲劳、促进血清和肝脏蛋白质的更新；当归有明显的抗血栓作用，能显著促进血红蛋白及红细胞的生成；生薏苡仁有解热、镇静、镇痛作用；川牛膝具有抗炎、镇痛作用，能提高机体免疫功能；萆薢含皂苷有拟胆碱样作用，能扩张末梢血管；五加皮有抗炎、镇痛、镇静作用，能提高血清抗体的浓度、促进单核巨噬细胞的吞噬功能，有抗应激作用，能促进核酸的合成、降低血糖，有性激素样作用，并能抗肿瘤、抗诱变、抗溃疡，且有一定的抗排异作用。千年健有明显的抗炎、镇痛作用，醇提液有抗组胺作用，其水提液具有较强的抗凝血作用；淫羊藿具有一定的促进性腺功能的作用。

【用方经验】痿证指肢体筋脉弛缓，软弱无力，日久因不能随意运动而致肌肉萎缩的一种病证。多发性肌炎和运动神经元病均属中医之痿证范畴，西医学之病因和发病机制尚不清楚，现多数学者认为与自身免疫有关，故治疗上除急性期以激素和免疫抑制剂控制外，尚无特殊疗法。周仲瑛认为，本病主因脾肾亏虚，标在湿热瘀阻。针对本病的主要病机特点，治疗当以补益脾肾、清热化湿、活血化瘀为基本大法，权衡标本主次，立方遣药。一般而言，急性期就诊者，当遵从急则治标、缓则治本的原则，治以清热利湿、活血化瘀，佐以补脾肾、益气血之法，但必须辨清湿、热、瘀三者的主次或兼夹程度，如临床有湿热、湿瘀、瘀热或三者并见的不同证候，一定要详细辨证，抓住主次，适当兼顾治疗。缓解期以治本为主，但不可骤然过补，以免助湿生热。临床中不能拘泥于病程的长短，应以辨标本主次治疗。如有些患者虽病程很长，但以实证为主或虚实并重，仍当以泻实或先泻后补为主。本病病程较长，如疗效好，要做到守法守方，不可频更药方，据症情的发展作适当调整、相机交通则可。若有合并症，如皮肤发斑、关节痛等则可并病治疗。

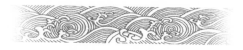

第九章 眼、耳鼻咽喉及口腔疑难杂症

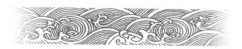

第一节 目 赤

目赤是一种以球结膜血管扩张充血、瘀血或出血，颜色红赤为主要特征的常见症状。目赤的出现，中医认为乃因风热疫毒侵袭于眼，或外力、异物损伤，使目络破损、气血瘀滞，或火热内盛、湿热内蕴、阴虚火炎，熏蒸于上，血热壅滞目络所引起。

退红良方（韦文贵、韦玉英经验方）

【组成】龙胆6 g，菊花6 g，地黄15 g，焦栀子6 g，密蒙花6 g，夏枯草5 g，黄芩3 g，连翘6 g，桑叶6 g，决明子10 g。

【功效】清肝泻火，滋阴清热，退翳明目。

【主治】肝胆火盛之头痛目赤，口苦舌红。

【方解】方中龙胆泻肝胆实火；夏枯草、炒栀子清肝泻郁火，以助龙胆之力；地黄滋阴凉血，防火邪伤阴；黄芩、连翘清肝解毒；决明子、密蒙花清肝退翳明目；桑叶散风清热，退翳明目；菊花平肝清热，退翳明目。诸药配合，共奏清肝明目之剂。

【注意事项】服药期间，忌煎炒炙煿食物。

【用方经验】此方是韦文贵、韦文英治疗肝火目赤的经验方，常用于巩膜炎、开角型青光眼、细菌性角膜炎、葡萄膜炎等病，可取得良好疗效。

退眼角红方（韦文贵、韦玉英经验方）

【组成】炒栀子6 g，知母5 g，黄芩5 g，桑叶6 g，菊花9 g，地黄15 g，薄荷5 g。

【功效】滋阴降火，散风清热。

【主治】火盛伤阴证。症见眦部红赤，涩痒兼作，舌质红少津，脉细稍长。

【方解】方中地黄滋阴凉血，润燥扶正；炒栀子清三焦郁火而退赤；黄芩清肺明目；桑叶、菊花平肝，清肝，退赤明目；薄荷散风清热而解表邪；知母滋阴降火而退赤。诸药配合，共奏清热明目之剂。

【注意事项】方中薄荷宜后下。服药期间，忌煎炒炙煿食物。

【用方经验】此方是韦氏眼科治疗风热眼角赤的经验方，常用于眦部结膜炎、泡性眼炎、上巩膜炎等病，可取得良好疗效。

活血芩连汤（韦玉英经验方）

【组成】地黄15 g，赤芍6 g，牡丹皮5 g，当归尾6 g，黄芩5 g，黄连3 g，木通5 g，焦栀子6 g，甘草梢3 g。

【功效】清热泻火，活血破瘀。

【主治】肝胆火旺的抱轮红赤，赤丝虬脉。

【方解】方中黄芩、黄连、焦栀子清热泻火；牡丹皮凉血化瘀，平肝；地黄、赤芍、当归尾活血破瘀；木通导热下行；甘草梢清热泻火。

【注意事项】服药期间，忌煎炒炙煿食物。

【用方经验】本方是韦玉英治疗抱轮红赤的经验方，常用于巩膜炎、角膜炎、角膜溃疡之睫状体充血久而不退者。

疑难杂症国医圣手时方

第二节 流 泪

流泪是一种以不自主的眼泪流出为主要特征的临床症状。流泪的出现，中医认为其发病与风热上扰及正虚失养有关，其病位在肝肾与肺，病性有虚实两端。

缩泉汤（张皆春经验方）

【组成】熟地黄12 g，枸杞子12 g，山茱萸9 g，白芍（酒炒）9 g，五味子3 g，巴戟天9 g，细辛1.5 g，车前子9 g。

【功效】助肾阳，温寒水。

【主治】冷泪症，无时泪下，泪水清稀，迎风更甚，泪无热感，不痛不痒，久则目昏。

【加减】兼风邪者，加防风3 g，以疏散风邪。

【方解】本方所治流泪乃因肝肾不足，命门火衰，泪泉不固所致。肝肾不足，泪泉不固，则泪液下流。命门火衰，寒水失温，故流泪清冷。冷泪日久，水液亏耗，目失润养，故视物不清。若兼风邪袭及泪窍，窍道不通，泪无所归，故流泪更重。

方中熟地黄、山茱萸、白芍（酒炒）、五味子滋补肝肾，以固泉敛液；巴戟天、枸杞子温补肾阳，以化寒水；细辛通泪窍，以疏泪液环流之道；车前子利水湿，以引水液下行。

【注意事项】方中车前子宜布包。

【用方经验】张皆春用本方治疗冷泪症，此症通常流泪不能自主，常为外障眼病的兼症，临床上要详审脉症，分辨原因，方可投剂施治。不能一见流泪，不管主病主证如何，即用此方，难以取得预期效果。

止泪汤（张皆春经验方）

【组成】菊花9 g，黄芩（酒炒）9 g，决明子6 g，细辛1.5 g，车前子9 g，薏苡仁9 g。

【功效】清泻肝胆。

【主治】热泪症，两目不红不肿，流泪黏浊，频频不止，泪有热感，视物昏蒙，遇风更甚。

【加减】兼风邪者，加桑叶9 g，以疏散风邪。

【方解】本方所治流泪乃因肝胆火炽，迫液上沸所致。肝胆火盛，上攻于目，迫液上沸，泪泉不固，故泪液频流。火蒸泪水，故热而黏浊。风盛火炽，目窍壅塞，环流受阻，故流泪更重。湿热蒸腾，上蒙清窍，故视物昏蒙。

方中菊花、黄芩（酒炒）、决明子有止泪之功；细辛通泪窍，使泪窍通畅；车前子、薏苡仁清热利湿，导湿热下行。

【注意事项】方中车前子宜布包。

【用方经验】张皆春用此方治疗热泪症，要排除因外障眼病所致者。

经常流泪方（韦玉英经验方）

【组成】羌活6 g，菊花6 g，地骨皮9 g，生大黄9 g，桔梗6 g，桑叶5 g，连翘6 g，川芎5 g，木贼6 g，甘草3 g。

【功效】祛风平肝止泪，清热泻火。

【主治】由炎症刺激引起的热泪症。

【加减】如无分泌物，可去生大黄、连翘。

【方解】方中羌活、菊花、桑叶、木贼清热疏风，平肝止泪；川芎活血行血，祛头面之风；地骨皮凉血退蒸；连翘、大黄清热泻火；桔梗、甘草调和诸药，引药上行。

【注意事项】方中生大黄宜后下。

【用方经验】韦玉英用本方治疗各种炎症刺激引起的以流泪为主的眼科疾病，如急性结膜炎、巩膜炎、角膜炎、角膜溃疡等病。

第三节　耳　聋

耳聋是一种以单侧或双侧听觉系统的传音、感音功能异常所致听觉障碍或听力减退为主要特征的常见症状。耳聋的出现，中医认为乃因气血亏虚，耳窍失养，功能失司，或寒热痰火内扰、风邪疫毒乘袭，药毒犯耳，致耳窍经气痞塞所引起。

开窍通耳汤（蔡福养经验方）

【组成】熟地黄、五味子、肉桂、生龙骨、牡蛎、磁石、路路通、丝瓜络。

【功效】引火归原，开窍通耳。

【主治】肾虚耳聋。

【方解】方中用熟地黄、五味子补肾填精；肉桂引火归原；生龙骨、牡蛎、磁石潜镇浮阳；路路通、丝瓜络开窍通耳。

【注意事项】方中龙骨、牡蛎、磁石均宜布包先煎。

【现代研究】方中熟地黄有抗氧化、降血脂和抑制血栓形成作用；五味子主要影响皮层的内抑制过程；肉桂具有镇静、镇痛和抗惊厥作用；龙骨、牡蛎、磁石均有镇静作用。

【用方经验】蔡福养用本方治疗肾虚耳聋，常有头晕健忘、腰膝酸软、两足无力等症状。常用剂量：熟地黄15 g，五味子10 g，肉桂3 g，生龙骨30 g，牡蛎30 g，磁石30 g，路路通30 g，丝瓜络10 g。

第四节　口干渴

口干渴是一种由于各种原因导致唾液分泌量减少，或因感觉异常而导致患者自觉口中干燥，喜饮水浆，饮不止渴，或渴不多饮，或口干不欲饮为主要特征的常见症状。口干渴的出现，中医认为乃因外邪毒侵袭，内伤饮食，热灼津液，或脏腑气血津液失调，致津液损伤，或气不化津，津不上承所引起。其病位在肺、胃，病性以阴虚燥热为主。

新定葛根益脾汤（李聪甫经验方）

【组成】党参3 g，山药3 g，茯苓3 g，葛根3 g，广藿香1.8 g，石斛4.5 g，粳米1撮。

【功效】健脾益气，升津止渴。

【主治】麻疹后口渴之属过服寒凉，脾虚津液不生者。症见口渴，二便清利，唇色淡而不红。

【加减】若伴泄泻不止者，去粳米，加薏苡仁、陈皮。

【方解】本方即七味白术散的变方，去白术之苦温，甘草之缓滞，木香之辛温，易山药、石斛、粳米甘平滋液，佐以党参、茯苓以益脾，葛根升下陷之津，广藿香化结滞之气，气化津升，水津四布而渴止矣。

【注意事项】有热象者，不宜使用本方。

【用方经验】李聪甫早在20世纪40年代即用本方治疗麻疹后口渴，主要适宜于热邪已清，因过服寒凉而有脾虚见症者。

第十章 常见疑难证候

第一节　风寒证

风寒证是一种因风寒病邪侵袭肌表，卫外机能失常，气机阻滞，以恶寒发热，头身困重酸痛，无汗或汗出恶风，口不渴，舌质淡红，苔薄，脉浮紧等为主要特征的中医证候。其病位在肺卫，其病性为实。

麻黄止痛汤（赵国岑经验方）

【组成】麻黄、桂枝、紫苏叶、白芷、羌活、独活、防风、甘草、葱白、生姜。

【功效】辛温解表止痛。

【主治】外感风寒引起的疼痛。

【方解】方中用麻黄、桂枝、紫苏叶、防风、葱白、生姜疏风散寒，辛温解表；白芷、羌活、独活祛风散寒胜湿，通络止痛；甘草缓急止痛。诸药配合，共奏辛温止痛之效。

【注意事项】局部红肿热痛者非此方所宜。

【现代研究】方中麻黄能提高中枢性痛觉阈值，产生镇痛作用；桂枝有镇痛、解热作用；紫苏叶有解热、镇静作用；白芷、羌活、防风均有镇痛、抗炎及解热作用；独活、甘草均有镇痛、抗炎作用。

【用方经验】赵国岑用本方治疗各种肢体痛症，乃因风寒阻络所致，常见肢体关节、肌肉酸痛，游走不定，以寒痛为多，或见恶风寒，舌苔薄白，脉多浮紧等见症。常用剂量：麻黄 6 g，桂枝 6 g，紫苏叶 6 g，白芷 10 g，羌活 6 g，独活 10 g，防风 6 g，甘草 3 g，葱白 3 根，生姜 3 片。

辛夷苍耳散（李幼昌经验方）

【组成】辛夷 15 g，苍耳子 15 g，防风 10 g，细辛 4 g，薄荷 10 g，川芎 10 g，白芷 10 g，羌活 10 g，蔓荆子 10 g，生姜 3 片，葱白 3 根。

【功效】祛风散寒，宣肺解表。

【主治】风寒束肺，肺气失宣，肺窍不利。症见鼻塞清涕，喷嚏，头疼，或鼻渊，或感冒风寒，恶寒发热，头身疼痛，鼻塞清涕者。

【加减】伴咳嗽者，加苦杏仁、桔梗；痰多者，加法半夏、陈皮；鼻渊者，加胆汁炒藿香。

【方解】方中辛夷、苍耳子宣通肺窍；防风、薄荷、白芷、羌活疏风，散寒，解表；细辛散寒通窍；蔓荆子清利头目；生姜、大枣和胃调营。共奏祛风散寒、宣肺解表之效。

【注意事项】方中苍耳子不宜久服。

【用方经验】李幼昌用本方治疗风寒证，可以用于风寒感冒、急性单纯性鼻炎、慢性鼻炎。

第二节　风热证

风热证是一种因风热病邪侵袭肌表，卫外机能失常，以发热，微恶寒，汗出口微渴，舌尖红，苔薄黄，脉浮数，或皮肤红肿灼痒等为主要特征的中医证候。其病位在肺卫，其病性为实。

上感合剂（顾维超经验方）

【组成】柴胡 10 g，赤芍 15 g，荆芥 10 g，防风 10 g，姜黄 15 g，金银花 15 g，青蒿 20 g，蝉蜕 10 g，板蓝根 15 g，重楼 15 g，

羌活 15 g。

【功效】疏风散热，解表达邪。

【主治】外感风热或风寒化热。症见发热重恶寒轻，头痛，身痛，咽痛，稍作咳嗽，舌质红苔微黄，脉浮数。

【加减】高热明显者，加生石膏；咳嗽，吐黄痰量多者，加苦杏仁、浙贝母、鱼腥草。

【方解】方中柴胡、青蒿、蝉蜕疏风散热；荆芥、防风解表达邪；金银花、板蓝根、重楼清热解毒；赤芍凉血清热；羌活散寒止痛；姜黄祛风活血止痛。诸药配合，共奏疏散风热之剂。

【注意事项】风寒或湿温发热者不宜用。

【现代研究】方中柴胡有镇痛、抗炎、抗病原微生物作用；赤芍具有降温、抗病原微生物、抗炎症反应等作用；荆芥具有抗菌、抗炎、解热镇痛和镇静等作用；防风有解热、镇痛、镇静、抗菌、抗炎及提高巨噬细胞吞噬功能、抑制变态反应等作用；姜黄有抗病原微生物及抗炎作用；金银花具有抗病原微生物、抗炎、解热等作用；青蒿具有抗疟、抗血吸虫、抗病原微生物、抗病毒、解热、镇痛、阻止白细胞介素及各种炎症介质的释放等作用；蝉蜕有解热作用；板蓝根有抗病原微生物作用；重楼有抗病原微生物及止咳、平喘作用；羌活有解热、镇痛、抑菌、抗炎、抗过敏等作用。

【用方经验】顾维超用本方治疗外感风热证，以寒少热多为应用的指征，对流行性感冒、呼吸道感染，由细菌、病毒所致者，皆有

效验。此外，还可以用于治疗急性眼结膜炎。

谷清汤（张磊经验方）

【组成】谷精草 30 g，青葙子 15 g，决明子 10 g，薄荷 10 g，菊花 10 g，蝉蜕 6 g，酒黄芩 10 g，蔓荆子 10 g，生甘草 6 g。

【功效】轻清凉散。

【主治】风热之邪伤头部病证。

【加减】眼珠胀者，加夏枯草；头昏重者，加荷叶；头痛者，加川芎；鼻塞者，加炒苍耳子、辛夷；有阴伤见症者，加玄参；便秘者，增加决明子用量；头晕重者，加钩藤；有阳亢见症者，加生石决明。

【方解】方中用谷精草、青葙子疏风明目，散肝经风热；决明子、菊花清热明目；薄荷、蝉蜕、蔓荆子疏散风热；黄芩清热燥湿；生甘草调和诸药。诸药配合，共奏疏风散热之效。

【注意事项】方中薄荷、菊花均宜后下。

【现代研究】方中决明子有抗病原微生物作用；薄荷、菊花均有解热、抗病原微生物作用；蝉蜕有解热、镇静、抗惊厥等作用；黄芩有抗病原微生物、解热、抗炎、抗变态反应等作用；蔓荆子有镇痛、抗炎作用；生甘草具有肾上腺皮质激素样作用，能够抗炎、抑制过敏反应、祛痰、镇咳及抗病原微生物。

【用方经验】张磊用本方治疗头面部风热证，常见头晕头痛、头面烘热、目赤目痛目痒、鼻塞流涕、口干、脉浮数等症状。

第三节 风湿证

风湿证是一种因风湿病邪侵袭肌表、经络，卫外机能失常，经络失畅，以恶寒发热，肢体困重，关节酸痛，头重如裹，舌苔白腻等为主要特征的中医常见证候。其病位在肺、脾，其病性为实。

芪赤防痹饮（高辉远经验方）

【组成】黄芪 15 g，桑枝 15 g，薏苡仁 15 g，太子参 10 g，木瓜 10 g，白术 10 g，赤芍 10 g，防风 8 g，桂枝 8 g，炙甘草 5 g。

【功效】疏风胜湿，温经活血。

【主治】风湿痹阻证。症见肌肤酸楚麻

木，关节及筋骨疼痛，屈伸不利，或关节僵直、畸形等。

【加减】若关节红肿甚者，加忍冬藤、防己；阳虚明显者，加淫羊藿；阴虚明显者，加地黄；血虚明显者，加丹参、当归。

【方解】痹证是由人体营卫气血失调，风寒湿热之邪乘虚而入所致。其治疗扶正是根本，祛邪是关键，宜以温经活血为主。

方中用黄芪、太子参、白术、薏苡仁、炙甘草益气健脾除湿；赤芍、桂枝、桑枝、防风、木瓜温经活血通络。诸药配合，共奏温经通络之效。

【注意事项】服药期间，患者宜避风寒，不能下冷水。

【现代研究】方中黄芪有调节免疫作用；薏苡仁具有镇痛、缓解肌肉挛缩、缩短疲劳曲线等作用；白术有提高免疫作用；赤芍具有镇痛、抗炎等作用；防风有镇痛、抗炎、抑制变态反应等作用；桂枝有镇痛、抗炎、抑制炎性肿胀等作用；甘草具有肾上腺皮质激素样作用，能够抗炎、抑制过敏反应。

【用方经验】高辉远用本方治疗风湿痹阻证，常见于风湿性关节炎、类风湿关节炎、多发性肌炎、多发性大动脉炎等病，其疗效显著。

第四节　湿热证

湿热证是一种因湿热病邪互结，热不得越，湿不得泄，以身热不扬，口渴不欲多饮，大便泄泻，小便短黄，舌质红苔黄腻，脉滑数等为主要特征的中医常见证候。其病位以脾为主，其病性本虚标实。

土茯苓散（李幼昌经验方）

【组成】土茯苓 30 g，白鲜皮 15 g，薏苡仁 30 g，威灵仙 15 g，败酱草 15 g，仙鹤草 30 g，甘草 3 g。

【功效】清热除湿解毒。

【主治】湿热内蕴所致之皮肤病、脱疽、无名肿毒及妇科带下黄稠腥臭等，舌质红，苔黄腻，脉弦数或滑数。

【加减】湿热甚者，加苍术、黄柏、苦参；血热者，加生地黄、牡丹皮、赤芍；皮肤瘙痒者，加地肤子、蝉蜕、火麻仁；无名肿毒，加白芷、皂角刺、穿山甲、天花粉、金银花、连翘；夹瘀者，加当归尾、桃仁、红花、土鳖虫。

【方解】方中土茯苓、薏苡仁利湿清热；白鲜皮利湿解毒，祛风止痒；威灵仙祛风通络；败酱草清热解毒；仙鹤草解毒杀虫；甘草调和诸药。

【注意事项】血虚不荣者非此方所宜。

【用方经验】李幼昌用本方治疗湿热证，其见症以下肢为多，且有流滋、肿痛等见症。

第五节　热毒证

热毒证是一种因邪热炽盛，气血郁滞，血肉腐败，以发热口渴，胸腹等处胀满、窜痛、肿痛，便秘尿黄，舌质红苔黄，脉弦数等为主要特征的中医常见证候。其病性为实。

攻毒承气汤（李可经验方）

【组成】金银花 90～240 g，连翘 30 g，芙蓉叶 30 g，大黄 10～45 g，芒硝 15～40 g，牡丹皮 15 g，冬瓜子 60 g，桃仁 15 g，皂角

刺 10 g，炮穿山甲 10 g，槟榔 30 g，薏苡仁 30～45 g，甘草 10 g。

【功效】清热解毒，通腑泻热，扫荡血毒。

【主治】热毒内蕴证。

【方解】方中用大黄牡丹汤泻热化瘀，消痈利气；破格重用疮毒圣药金银花，善治痈疽肿毒；木芙蓉叶、连翘消肿排脓止痛；更加薏苡仁、透脓散解毒排脓；槟榔利水消肿。诸药配合，通腑消痈，毒随便泄，危症立解。

【注意事项】方中大黄宜后下，芒硝宜分冲，炮穿山甲宜先煎。

【用方经验】李可用此方治疗热毒内蕴证，常见于急性阑尾炎、急性子宫内膜炎、肺痈、肝痈、外科创伤血症。煎药时加水过药 2 寸，加白酒 100 ml，浸泡 40 分钟。若嗜酒致病者，则不加白酒，浸泡 1 小时，武火煮沸 10 分钟，煎取 600～1000 ml，每次服 200～300 ml，2～3 小时 1 次，日夜连服 2 剂，得泻后去芒硝，继服 2 次，热退痛止，弃之不用。

第六节 外燥证

外燥证是一种因外界气候干燥，耗伤津液，以皮肤干燥，口鼻、咽喉干燥等为主要特征的中医常见证候。其病位在肺、胃，其病性多虚实夹杂。

清润汤（蒋士英经验方）

【组成】栀子、密蒙花、连翘、桑叶、菊花、蝉蜕、薄荷、淡竹叶、木通。

【功效】清宣润滋。

【主治】燥热病邪侵扰上焦头目，症见干咳，咽喉疼痛，牙龈红肿，双目干涩，口唇干燥，鼻孔内燥，口微渴，舌质边尖红，脉数而浮。

【加减】咽痛者，加牛蒡子、凤凰衣；目赤者，加夏枯草；耳鸣者，加苦丁茶；便秘者，加莱菔子；咳痰不爽者，加桔梗。

【方解】方中用桑叶、蝉蜕、薄荷宣肺解表，轻清透邪；栀子、淡竹叶、木通清热，导热下行；密蒙花、菊花甘润滋，清热透邪。共奏清宣润滋之功。

【注意事项】方中薄荷宜后下。舌苔黄厚腻者不宜用。

【用方经验】蒋士英用此方治疗燥邪侵袭上焦头目，常见于上呼吸道感染、急性支气管炎、病毒感染性疾病等。常用剂量：栀子 6 g，密蒙花 10 g，连翘 12 g，桑叶 10 g，菊花 12 g，蝉蜕 8 g，薄荷 6 g，淡竹叶 10 g，木通 3 g。

辛润宣肺止咳汤（蒋士英经验方）

【组成】桑叶、北沙参、麦冬、苦杏仁、炙紫菀、炙款冬花、炙枇杷叶（去毛蜜炙）、百部、化橘红、桔梗。

【功效】辛润，宣肺润燥，养肺阴。

【主治】燥邪袭肺，症见胸闷气郁，甚或两胁窜痛，心烦口渴，咽喉燥涩而痛，鼻孔内呼气特燥，口唇干燥裂，干咳无痰或气逆而喘，身有热，额头按之热，尺肤抚之亦热，肌肤干燥，舌苔薄白或薄黄干燥，舌边尖红赤，脉寸关部数。

【加减】若有痰难咯者，加白前、瓜蒌皮；身热重者，加生石膏；肺金燥热者，加火麻仁；咳嗽日久，肺气郁闭者，加生麻黄；表邪尚存者，加连翘、牛蒡子。

【方解】方中用北沙参、麦冬甘凉润肺，生津化燥；桑叶、苦杏仁、桔梗辛凉宣肺，透邪外出；紫菀、款冬花辛散宣肺，润燥止咳；百部甘润止咳；枇杷叶清泄肺热；化橘红利气化痰。共奏辛润宣肺之功。

【注意事项】方中紫菀、款冬花宜炙用。

【用方经验】蒋士英用此方治疗燥邪袭肺，乃因秋燥病邪上受，侵袭人体，以手太阴肺经为重心。常见于上呼吸道感染、急性支气管炎、病毒感染性疾病等。常用剂量：桑叶 12 g，北沙参 15 g，麦冬 12 g，苦杏仁 12 g，炙紫菀 12 g，炙款冬花 12 g，炙枇杷叶（去毛蜜炙）10 g，百部 9 g，化橘红 6 g，桔梗 10 g。

甘润清肺汤（蒋士英经验方）

【组成】西洋参、北沙参、麦冬、鲜芦根、苦杏仁、炙紫菀、炙款冬花、百部、桑叶。

【功效】甘润，清肺。

【主治】素体肺气亏虚，感受燥热病邪，症见咳嗽频频不止，身倦乏力，语音低微，呼吸无力或少气不足以息。

【加减】口干渴者，加石斛。

【方解】方中用西洋参大补元气，益肺养阴；北沙参、麦冬甘润养阴，益肺生津；芦根宣肺清热，养胃生津；苦杏仁、桑叶宣肺透邪解表；紫菀、款冬花、百部润肺止咳。共奏甘润、清肺之功。

【注意事项】方中紫菀、款冬花宜炙用。

【用方经验】蒋士英用此方治疗气虚体质患者感受燥邪。常用剂量：西洋参 12 g，北沙参 15 g，麦冬 12 g，鲜芦根 20 g，苦杏仁 12 g，炙紫菀 12 g，炙款冬花 12 g，百部 6 g，桑叶 10 g。

第七节　气滞证

气滞证是一种因某些脏腑或局部气机阻滞，以胸胁脘腹胀闷疼痛，时轻时重，走窜不定，胀痛常随太息、嗳气、肠鸣、矢气而减，脉弦等为主要特征的中医常见证候。其病位在肝胆脾胃，病性以实为主。

和肝汤（方和谦经验方）

【组成】当归 12 g，白芍 12 g，白术 9 g，柴胡 9 g，茯苓 9 g，生姜 3 g，薄荷 3 g，炙甘草 6 g，党参 9 g，紫苏梗 9 g，香附 9 g，大枣 4 枚。

【功效】疏肝理脾，调和气血。

【主治】肝郁血虚，脾胃失和证。症见两胁作痛，胸胁满闷，头晕目眩，神疲乏力，腹胀食少，心烦失眠，月经不调，乳房胀痛，脉弦而虚者。

【加减】兼湿热侵淫而见口苦、低热者，加连翘、茵陈；痛经者，加丹参、川芎、泽兰、益母草。

【方解】本方组成有 3 个特点：其一，以当归、白芍为君药，养血柔肝。肝为刚脏，体阴而用阳，以归芍阴柔之品涵其本。其二，以党参、茯苓、白术为臣药，补中健脾益气，君臣合用，柔肝健脾，养血益气，共奏治肝实脾气血同调功效。其三，以柴胡、薄荷、紫苏梗、香附、生姜、大枣为佐药，柴胡、薄荷疏肝平肝以解郁，紫苏梗、香附不仅疏肝之郁，合柴胡、薄荷且能调达上、中、下三焦之气，而有疏肝解郁、行气宽中之功，此所谓"肝欲散，急食辛以散之"，以辛散之剂遂其性。加用生姜、大枣更能和胃健脾。另外，以甘草为使，既可甘缓和中，又能调和诸药，而达"和肝"之效。本方既遵张仲景"见肝之病，知肝传脾，当先实脾"之旨，又收"肝苦急，急食甘以缓之"之用，达以甘温缓急杜其变的目的。诸药共奏，是一个调和气血、疏理肝脾、体用结合、补泻适宜的方剂，在临床上广泛应用于肝脾（胃）失和的病证。

【注意事项】方中薄荷宜后下。

【现代研究】方中当归有保护肝损伤的作用；白芍有缓解肠管痉挛、保护肝损伤等作用；白术具有保护肝损伤、增加胆汁分泌、抑制胃蛋白酶活性、抗胃溃疡等作用；柴胡具有保肝、利胆、抑制胃液分泌等作用；茯苓具有保护肝损伤、降低氨基转移酶、防止肝细胞坏死、抑制胃液分泌、抗胃溃疡等作用；生姜具有保护胃黏膜、双向调节胃液分泌、抗应激性胃黏膜损伤等作用；薄荷具有保肝、利胆、缓解胃肠平滑肌痉挛等作用；甘草具有抗胃溃疡、缓解胃肠痉挛、保护肝损伤等作用；党参有抗溃疡形成、抑制胃液分泌等作用；大枣有保护肝脏作用。

【用方经验】方和谦用此方治疗肝郁脾虚证，此证最常见于肝脏本身的病变。肝体阴而用阳，喜条达而恶抑郁，一旦木失于条达，肝气郁结，必影响肝脏生化功能而致病。诚如朱丹溪所曰："气血冲和，百病不生，一有怫郁，诸病生焉。"故前人有"郁不离肝"之说。方和谦认为郁则肝气逆，郁久则血瘀，是以气病可致血病，血病亦可致气病，所以无论肝病的初中末任何阶段，疏通气血的原则应贯穿始终。《素问·至真要大论》曰："疏其血气，令其调达，而致和平。"方和谦用此方治疗肝病，也抓住了"疏气令调"的原则，用疏通调畅之药以复肝脏自然生化之态。诸如常见的胁痛、慢性肝炎、肝硬化等，凡影响肝之气血失和而导致肝之功能失常者，均可用此方治疗。

行气通络方（张磊经验方）

【组成】木瓜 30 g，威灵仙 10 g，白芍 10 g，桂枝 10 g，忍冬藤 30 g，丝瓜络 30 g，通草 6 g，制香附 10 g，生薏苡仁 30 g，羌活 3 g，独活 3 g，防风 3 g，生甘草 3 g。

【功效】行气通络。

【主治】经络气滞，运行不畅而致全身郁胀，无腹胀，无尿少者。

【方解】方中用木瓜、威灵仙、丝瓜络、通草行气通络；桂枝、白芍调和营卫；香附疏肝理气；羌活、独活、防风祛风通络；生薏苡仁祛湿通络；忍冬藤清热通络；甘草调和诸药。诸药配合，共奏行气通络之效。

【注意事项】有水肿、小便量少者非此方所宜。

【现代研究】方中白芍有镇痛、解痉、抗炎、抗血小板聚集等作用；桂枝有镇痛、利尿作用；香附有抗炎作用；薏苡仁有镇痛、解痉作用；羌活有镇痛、抗炎、抗过敏作用；独活有镇痛、抗炎、抗血小板聚集作用；防风有镇痛、抗炎、抑制血管通透性、抗肿胀等作用；甘草镇痛、抗炎作用。

【用方经验】张磊用此方治疗经络气滞证，此证具肿胀而按之不凹陷、小便量不减少等特征，即古人所谓气肿、气胀之疾。

第八节　阳亢证

阳亢证是一种因肝阳亢扰于上，以眩晕耳鸣，头目胀痛，头重脚轻，面红目赤，急躁易怒，失眠多梦，腰膝酸软，口苦，舌质红脉弦等为主要特征的中医常见证候。其病位在肝，病机为本虚标实。

柔肝清眩汤（魏执真经验方）

【组成】白芍 30 g，桑叶 10 g，菊花 10 g，生石决明 30 g，珍珠母 30 g，川牛膝 30 g，天麻 10 g，钩藤 10 g。

【功效】平肝潜阳，滋阴熄风。

【主治】阴虚阳亢所致的头痛、头晕、头胀、眼部不适及耳鸣耳聋，以及与之有关的胸闷胁胀、善太息、急躁易怒及失眠等。

【加减】伴口唇干燥多饮、大便干者，加北沙参、麦冬、五味子；伴胸胁满闷、脘腹堵胀轻者，加香附、香橼、佛手、乌药，重者加槟榔、枳壳；血瘀者，加丹参、川芎；若便秘者，加决明子和/或槟榔；腰酸膝软者，加桑寄生、续断、杜仲；肢体麻木者，加蜈蚣、全蝎；颈僵者，加葛根；心烦者，加黄连、连翘、栀子；失眠者，加炒酸枣仁、首乌藤、莲子心；健忘者，加菖蒲、远志。

【方解】方中重用白芍酸寒入肝为君，养肝阴，敛肝阳，柔肝止痛；牛膝趋下焦，一者引肝热下行助白芍潜肝阳，一者补益肝肾以治本，含有上病下取之意；生石决明、珍珠母性属沉静，重用之可以降心火，清肝热，潜肝阳，安心神，利耳目。以上三味共为臣药。钩藤、天麻平肝潜阳，佐助石决明之用；桑叶、菊花入肝肺二经，借秋金肃杀之气，内清外疏，凉肝熄风。

【注意事项】方中石决明、珍珠母宜布包先煎，天麻宜另包蒸兑。

【现代研究】方中白芍有镇痛、升高舒张压、提高耐缺氧能力等作用；桑叶有降压作用；菊花具有扩张冠状动脉、增加冠状动脉流量和降压作用；天麻具有镇静、镇痛、抗惊厥、降压、减慢心率、增加心输出量、保护心肌缺血等作用；钩藤具有降压、镇静、抗惊厥、抗血小板聚集等作用。

【用方经验】魏执真用此方治疗阴虚阳亢证，常用于高血压、脑血管疾病、神经症，甚至眼科、五官科疾病的（主要是耳病）辨治。

阳和熄风汤（徐迪华经验方）

【组成】黄芪 30～50 g，附子 8～9 g，天麻 15 g，钩藤 30 g，肉桂 3～5 g，熟地黄 15 g，山茱萸 15 g，桑寄生 15～20 g，川牛膝 10～12 g，茯苓 15 g，泽泻 15 g。

【功效】熄风降压，温阳和脉，化泄水饮。

【主治】老年肝风内动，兼有心肾阳虚证候者。症见面色浮白或苍白，四肢发麻发冷，心胸闷胀，肢体浮肿，夜尿增多，舌质淡胖而紫，脉弦劲。

【加减】浮肿甚者，加五加皮 15 g；口唇爪甲发绀者，加丹参 15 g。

【方解】方中天麻、钩藤平肝熄风；黄芪健脾益气；附子、肉桂温阳散寒；熟地黄、山茱萸滋补肝肾；桑寄生补肾强筋；川牛膝活血通脉；茯苓、泽泻利水渗湿。诸药配合，共奏熄风、温阳、利水之效。

【注意事项】方中附子宜另包先煎。

【现代研究】方中黄芪、肉桂、茯苓均有镇静作用；附片有镇痛作用；天麻具有镇静、镇痛、降压、增加脑血流量、降低脑血管阻力、提高机体对缺氧的耐受性等作用；钩藤有镇静、降压、抗血小板聚集等作用；熟地黄能明显增高动物血清中谷胱甘肽过氧化物酶（GSH-Px）的活性，降低血清中过氧化脂质的含量，使血中超氧化物歧化酶（SOD）的活性有一定程度的升高；桑寄生有降压、镇静作用；泽泻具有利尿作用。

【用方经验】徐迪华用此方治疗阳虚肝风证，多见于高血压、高血压心脏病、心功能不全、闭塞性动脉硬化症等病，平常舒张压明显增高，影像学发现左心室扩大，心功能检查示高阻低排。

第九节 血瘀证

血瘀证是一种因瘀血内阻，血行不畅，以局部出现青紫肿块、疼痛拒按，或腹内癥块、刺痛不移、拒按，或出血紫暗成块，舌紫或有斑点，脉弦涩等为主要特征的中医常见证候。其病位在肝脾为主，病位为实。

活血安神汤（刘祖贻经验方）

【组成】黄芪 30 g，丹参 15 g，生蒲黄 15 g，延胡索 15 g，川芎 10 g，酸枣仁 15 g，首乌藤 30 g，生龙骨 30 g，生牡蛎 30 g，全蝎 3 g，甘草 5 g。

【功效】益气活血，重镇安神。

【主治】瘀阻脑络证。症见头痛头晕经久不愈，头痛固定，痛如锥刺，舌质黯脉涩。

【加减】脑震荡早期，潮热口苦，舌质暗红者，去黄芪，加地黄、牡丹皮、地骨皮、白芍；脑动脉硬化者，去延胡索，加益母草、山楂、钩藤；血管性头痛者，去黄芪，加白芍、钩藤、蜂房；血管性痴呆者，加石菖蒲、郁金、远志，震颤麻痹综合征者，加龟甲、鳖甲。兼肝风上扰者，去黄芪，加白芍、钩藤、夏枯草、石决明；兼肝肾阴虚者，去黄芪，加枸杞子、女贞子、地黄、麦冬；兼肾阳不足，加淫羊藿、巴戟天、鹿角霜；兼痰湿上泛者，加石菖蒲、法半夏、陈皮、泽泻。头痛以前额为主者，加白芷、辛夷；头痛以头顶为主者，加蔓荆子；头痛以两侧为主者，加重川芎用量；头痛以枕部为主者，加葛根；眩晕恶心者，加法半夏、陈皮、白术、泽泻；纳少者，加麦芽、鸡内金、山楂；脘腹作胀者，加佛手、大腹皮；便溏者，加薏苡仁、茯苓；大便干结者，加女贞子、决明子；胸闷胸痛者，加降香、瓜蒌皮。

【方解】方中丹参、蒲黄、延胡索、川芎活血以通脑络，宁心以安脑神；黄芪入脾肺经，益气以助气血运行；酸枣仁、首乌藤、龙骨、牡蛎重镇安神；全蝎熄风止痛；甘草调和诸药。诸药配合，共奏益气活血、重镇安神之效。

【注意事项】方中延胡索宜醋制，龙骨、牡蛎宜布包先煎，全蝎宜研末分冲。

【现代研究】方中黄芪有镇静和抗疲劳作用；丹参有抗凝、抗血小板聚集、镇痛、镇静、改善微循环和抗炎等作用；蒲黄有降低血脂、抗动脉粥样硬化、抗炎等作用；延胡索具有镇痛、镇静作用；川芎具有钙离子拮抗、增加脑血流量、改善脑微循环、抗血小板聚集、抗血栓形成等作用；酸枣仁有镇静、催眠、镇痛作用；龙骨、牡蛎均具有镇静作用；全蝎有明显镇痛作用；甘草有抗炎、镇痛作用。

【用方经验】刘祖贻用此方治疗瘀阻脑络证，常见于脑震荡、脑损伤后综合征、脑动脉硬化症、血管性头痛等病，这些病都属于中医头痛、头风范畴，在一定阶段都可以出现瘀阻脑络证候，均宜活血通络为主治疗，这是异病同治原则的具体应用。刘祖贻等曾治疗 235 例，总有效率 85.9％。

清热通瘀汤（唐祖宣经验方）

【组成】金银花 30 g，黄芪 30 g，玄参 30 g，当归 30 g，薏苡仁 30 g，水蛭 30 g，苍术 15 g，黄柏 15 g，蜈蚣 3 条，全蝎 9 g，甘草 9 g。

【功效】活血通络，清热化湿。

【主治】下肢瘀血，失眠等由瘀血引起的病症。

【方解】方中当归、水蛭活血化瘀通络；金银花、黄柏清热利湿解毒；黄芪健脾益气，托毒外出；玄参凉血解毒；薏苡仁淡渗利湿；苍术燥湿醒脾；蜈蚣、全蝎祛风通络；甘草调和诸药。诸药配合，共奏活血清热之效。

【注意事项】方中全蝎宜研末分冲。

【现代研究】方中金银花有抗病原微生物、抗炎等作用；黄芪有镇静和抗疲劳作用；玄参有抗菌、降低毛细血管通透性等作用；当归具有抗炎、镇痛、降低血管通透性等作用；薏苡仁有镇痛和缓解肌肉痉挛作用；水蛭具有扩张毛细血管、改善微循环、抗血小板聚集、活化纤溶系统、溶解血栓等作用；苍术有扩张血管作用；黄柏有抗菌作用；蜈蚣有止痉、抗真菌作用；全蝎有明显镇痛作用；甘草有抗炎、镇痛作用。

【用方经验】唐祖宣用此方治疗下肢瘀血证，多见于下肢深静脉血栓形成、血栓闭塞性脉管炎、闭塞性动脉硬化症等病，常有下肢肿胀、疼痛等症状。严重者可加用蒲公英、重楼等药。

第十节 阴虚证

阴虚证是一类因阴液不足，不能制阳，以潮热盗汗，午后颧红，五心烦热，口燥咽干，舌质红少苔，脉细数等为主要特征的中医常见证候。其病位以心肝脾肺肾胃为主，病性为虚。

沙参养胃汤（李振华经验方）

【组成】辽沙参 15 g，石斛 15 g，麦冬 15 g，知母 10 g，天花粉 12 g，白芍 12 g，郁金 10 g，乌药 10 g，莱菔子 15 g，焦麦芽、焦山楂、焦神曲各 10 g，陈皮 10 g，鸡内金 10 g，甘草 3 g。

【功效】养阴和胃，疏肝清热。

【主治】胃阴虚证。症见口燥咽干，饥不欲食，或胃脘嘈杂、痞胀，或胃脘隐隐灼痛，或干呕呃逆，便结，舌质红少津，脉细数。

【加减】如有五心烦热，可加牡丹皮 10 g，地骨皮 12 g，鳖甲 15 g。

【方解】方中用北沙参、石斛、麦冬、知母、天花粉滋阴养液；白芍养血柔肝；郁金、乌药、陈皮理气和胃；莱菔子、焦麦芽、焦山楂、焦神曲、鸡内金消食和胃；甘草诸和诸药。

【注意事项】方中莱菔子宜炒用。

【用方经验】李振华用此方治疗胃阴虚证，此证在临床多见于高热病日久，病程后期，高热伤阴所致。如脾胃病长期出现胃阴虚证属较难治疗，除饮食调养外，在用药上甘凉轻灵为要。忌用苦寒清热，理气香燥和滋腻之品，以免燥湿伤阴，芳香燥湿伤阴和滋腻伤胃。此证如出现舌光无苔，舌质绛红，齿干如枯骨，肌肉消瘦甚至肉脱者，预后多不良。

二至一贯煎（欧阳锜经验方）

【组成】女贞子、墨旱莲各 10 g，地黄、枸杞子各 12 g，北沙参、麦冬、当归、川楝子各 9 g。

【功效】滋补肝肾。

【主治】肝肾阴虚证。症见头晕目眩，耳鸣耳聋，视物昏蒙，腰膝酸软，手足震颤，烦躁，五心热，夜热甚，咽干口渴，舌质红少苔。

【加减】呆病，加建菖蒲、远志；痿证，加牛膝、桑寄生；小儿麻痹，加龟甲、菟丝子；手足震颤，加煅牡蛎、蝉蜕、桑椹；痫病，加天竺黄、煅石决明；髓痨，加仙鹤草、墨旱莲；慢惊风，加钩藤、桑椹、僵蚕；历节风，加松节、狗脊、乌梢蛇；流泪，加菊花、密蒙花、蒺藜；视瞻昏渺，加密蒙花、玄参、女贞子；青风内障，加煅石决明、谷精草、五味子；绿风内障，加蒺藜、煅石决、玄参；圆翳内障，加密蒙花、谷精珠；鼻衄，加白茅根、侧柏叶；口腔苔藓，加苦参、紫草；经行音哑，加玄参、白芍；白淫，加桑螵蛸、萆薢；咽痿，加桔梗、白蜜；经断前后诸证，加郁金、茜草。

【方解】肝为刚脏，体阴而用阳，肝木之升发，必赖肾水之涵养，始能条达畅遂。郁怒不释，动火生热，日久则耗伤肾阴；或久病损及肾阴，水不涵木则肝失所养而肝阴亦虚，如此相互影响，遂表现为肝肾阴虚之证，实即肝肾同病。肝主筋，肾主骨，肝肾阴虚，筋骨失养，则发为关节僵硬，腰膝痿软，手足震颤。肝开窍于目，瞳子属肾，肝肾阴虚，水精不能上滋，则瞳孔变色，视物昏蒙。治此，皆当滋补肝肾。

此方即二至丸、一贯煎偶合而成。方中用地黄、北沙参、麦冬、枸杞子滋补肾阴，当归、女贞子、墨旱莲养血柔肝，并用川楝子以疏肝理气。两方合用，遂成滋水涵木、养阴降火之剂。

【注意事项】形寒肢冷者非此方所宜。

【用方经验】欧阳锜用此方治疗肝肾阴虚

证，认为阴虚较难填补，必须坚持用药始能　奏功。

第十一节　阳脱证

阳脱证是一类因阳气衰竭而欲脱，以冷汗淋漓，身凉肢厥，神倦息微，面色苍白，脉微欲绝，舌质淡苔润等为主要特征的中医常见证候。其病位以心肾为主，病性为虚。

破格救心汤（李可经验方）

【组成】制附子 30～100～200 g，干姜60 g，炙甘草60 g，高丽参10～30 g，山茱萸60～120 g，龙骨30 g，牡蛎30 g，磁石30 g，麝香0.5 g。

【功效】挽垂危之阳，救暴脱之阴，扶正固脱，活血化瘀，开窍醒脑。

【主治】内外妇儿各种重危急症导致阴竭阳亡，元气暴脱，心力衰竭休克。

【方解】心力衰竭患者，不但阳气衰微，而且阴液内竭，故以四逆加人参汤；山茱萸固守附子已复之阳，挽五脏气血之脱失；龙骨、牡蛎固肾摄精，收敛元气要药；磁石吸以上下，维系阴阳；麝香急救醒神，辟秽开窍。此方破格重用附子、山茱萸后，使仲景四逆汤类方发生质变；麝香、龙骨、牡蛎、磁石的增入，更使此方具备了扶正固脱、活血化瘀、开窍醒神、复苏高级神经功能，从而救治呼吸循环衰竭，纠正全身衰竭状态，确有起死回生的神奇功效。

【注意事项】方中附子宜先煎，龙骨、牡蛎、磁石宜布包先煎，高丽参宜另包蒸兑，麝香宜分冲。

【用方经验】李可用此方治疗阴竭阳亡之脱证，对于病势缓者，加冷水 2 000 ml，文火煮取 1 000 ml，分 5 次服，2 小时 1 次，日夜连服 1～2 剂；病势危急者，加开水1 500 ml，武火急煎，随煎随灌，或鼻饲给药，24 小时内不分昼夜，频频喂服 1～3 剂。

参考文献

[1] 冯全生. 张之文教授辨治发热思路管窥 [J]. 四川中医, 2005, 23 (12): 3-4.

[2] 王长洪, 陈光新. 董建华院士妙治内伤发热六法 [J]. 中医药学刊, 2002, 20 (3): 269, 272.

[3] 陈素云, 陈素玉, 陈知行. 中国百年百名中医临床家丛书·陈景河 [M], 北京: 中国中医药出版社, 2006.

[4] 孙一民. 临证医案医方 [M]. 郑州: 河南科学技术出版社, 1981.

[5] 黄学宽. 郭子光临床经验集 [M]. 北京: 人民卫生出版社, 2009.

[6] 杨俐, 李翔. 国师大师郭子光 [M]. 北京: 中国医药科技出版社, 2011.

[7] 骆丽娟, 黄金珠, 郭子光. 郭子光教授辨治外感发热的经验 [J]. 四川中医, 2006, 24 (1): 7-8.

[8] 徐江雁. 豫医国师——河南省国家级名老中医临证经验精要 [M]. 北京: 学苑出版社, 2009.

[9] 何艳华, 凡英博, 何黎歌. 温补脾肾法治疗畏寒顽疾 [J]. 吉林中医药, 1997, 18 (6): 30.

[10] 张春玲. 曲生教授内科杂病治验 [J]. 中国社区医师 (综合版), 2005, 7 (19): 46.

[11] 邱志济, 朱建平, 马璇卿. 朱良春治疗寝汗辨证论治和用药经验选析——著名老中医学家朱良春教授临床经验 (37) [J]. 辽宁中医杂志, 2003, 30 (1): 14-15.

[12] 曹玉举, 娄伯恩, 李娜, 等. 娄玉钤教授治疗慢性疲劳综合征经验 [J]. 中医研究, 2011, 24 (2): 58-60.

[13] 李振华. 常见病辨证治疗 [M]. 郑州: 河南人民出版社, 1979.

[14] 李郑生, 郭淑云. 国医大师李振华 [M]. 北京: 中国医药科技出版社, 2011.

[15] 徐彦飞, 刘津, 李振华. 李振华教授治疗单纯性肥胖病经验 [J]. 中华中医药杂志, 2011, 26 (7): 1542-1543.

[16] 李合国. 李振华辨治单纯性肥胖症验案 1 则 [J]. 上海中医药杂志, 2009, 43 (2): 13-14.

[17] 葛红颖. 张琪辨治肺系疾病经验 [J]. 山东中医杂志, 2003, 22 (7): 437-438.

[18] 彭渤, 吕宏生. 吕承全学术经验精粹 [M]. 北京: 人民卫生出版社, 2007.

[19] 台淑萍. 吕承全治特发性水肿经验拾零 [J]. 国医论坛, 1998, 13 (2): 17.

[20] 蒋岚. 开郁消胀汤加味治疗特发性水肿 40 例临床观察 [J]. 中国民族民间医药, 2010, 19 (13): 150.

[21] 徐振纲. 何世英儿科医案 [M]. 银川: 宁夏人民出版社, 1979.

[22] 孙艳明. 中国百年百名中医临床家丛书·何世英 [M]. 北京: 中国中医药出版社, 2004.

[23] 李宝顺. 名医名方录第二辑 [M]. 北京: 中医古籍出版社, 1991.

[24] 郭振球. 内科证治新诠 [M]. 北京: 中国中医药出版社, 1994.

[25] 陈慧贞. 名老中医张阶平治疗精神异常症经验 [J]. 新中医, 1994 (10): 5-6.

[26] 夏冰. 夏翔对老年痴呆的诊治经验 [J]. 江苏中医, 2000, 21 (7): 9.

[27] 黄飞华, 夏翔. 老年期痴呆的中医辨证研究 [J]. 浙江中医杂志, 2002, 37 (7): 280-281.

疑难杂症国医圣手时方

[28] 邱德文. 中国名老中医药专家学术经验集第二卷 [M]. 贵阳：贵州科学技术出版社，1999.

[29] 周慎. 简明临床方剂辞典 [M]. 长沙：湖南科学技术出版社，2004.

[30] 肖森林，蔡铁如，李佑生. 益肾通络颗粒剂治疗老年期痴呆 129 例 [J]. 湖南中医药导报，1997，3（1）：12 - 14.

[31] 刘冠军. 刘冠军临证医方妙用 [M]. 长沙：湖南科学技术出版社，2002.

[32] 孙元莹，张海峰，王暴魁. 张琪治疗神志病经验 [J]. 江西中医药，2006，37（10）：7 - 9.

[33] 张琪. 张琪临证经验荟要 [M]. 北京：中国中医药出版社，1992.

[34] 王长松. 周仲瑛治疗失眠经验 [J]. 山东中医杂志，2006，25（7）：487 - 488.

[35] 刘海燕，朱佳. 周仲瑛治疗老年人失眠经验 [J]. 辽宁中医杂志，2008，36（8）：1132 - 1133.

[36] 陈曦，孙杰，郭立中，等. 周仲瑛教授治疗失眠病机与药物关系探讨 [J]. 辽宁中医药大学学报，2011，13（5）：57 - 59.

[37] 邱志济，朱建平. 朱良春治疗顽固失眠的用药经验和特色 [J]. 辽宁中医杂志，2001，28（4）：205 - 206.

[38] 周慎. 欧阳锜从痰论治实证失眠经验 [J]. 湖南中医杂志，2011，27（1）：29 - 30.

[39] 严晓丽，王翘楚. 从肝论治失眠症 334 例临床总结 [J]. 上海中医药杂志，2008，42（2）：29 - 30.

[40] 张雯静，王国华，王翘楚. 从肝论治失眠症 568 例 [J]. 陕西中医，2009，30（3）：301 - 302.

[41] 许红，徐建，王惠茹，等. 王翘楚辨治失眠症学术思想和临证经验 [J]. 上海中医药杂志，2010，44（11）：1 - 4.

[42] 吕春芳，解静. 吕同杰治疗顽固性失眠经验 [J]. 山东中医杂志，2000，19（5）：300 - 302.

[43] 王多让. 王多让医学心悟录（下）[M]. 乌鲁木齐：新疆科技卫生出版社，2002.

[44] 邓红. 王多让从气血论治失眠症经验 [J]. 实用中医药杂志，2000，16（5）：37.

[45] 张跃华，张登峰，贺庆华. 张磊主任医师临床经验介绍 [J]. 新中医，2003，35（3）：9 - 10.

[46] 孙玉信，张登峰. 张磊论治顽固性不寐的经验 [J]. 河南中医药学刊，2000，15（1）：10 - 11.

[47] 赵红，董尚朴. 赵玉庸教授治疗顽固不寐的经验 [J]. 河北中医药学报，1997，12（4）：42.

[48] 曹珊，张敏. 陶根鱼教授治疗顽固性失眠经验 [J]. 陕西中医学院学报，2004，27（6）：19.

[49] 阎谊. 陶根鱼教授辨治顽固性失眠症经验 [J]. 陕西中医，2005，26（6）：558 - 559.

[50] 吴嘉瑞，张冰. 国医大师颜正华 [M]. 北京：中国医药科技出版社，2011.

[51] 吴嘉瑞，张冰. 张之文教授眩晕治验举隅 [J]. 中华中医药杂志，2010，25（10）：1596 - 1598.

[52] 郭亚红，陶根鱼. 陶根鱼教授辨治眩晕经验介绍 [J]. 陕西中医学院学报，2008，31（1）：22 - 23.

[53] 于有三. 高辉远经验研究 [M]. 北京：中国中医药出版社，1994.

[54] 薛长连. 高辉远教授治疗眩晕经验撷要 [J]. 辽宁中医杂志，1995，22（9）：388 - 389.

[55] 刘如秀，周小明，展慧慧. 刘志明从肝肾论治眩晕八法 [J]. 江苏中医药，2009，41

（2）：18-19.

[56] 王景洪，李军，张宏伟. 张学文医学求索集 [M]. 西安：陕西科学技术出版社，1996.

[57] 邵文彬，朱丽红，张学文. 张学文教授脑病验方集锦 [J]. 中医药学刊，2005，23（10）：1767-1768.

[58] 张正标. 李鲤消痰定眩饮治疗血管痉挛性眩晕204例 [J]. 四川中医，2003，21（11）：57.

[59] 王利平. 崔玉衡治疗眩晕病经验 [J]. 河南中医，2002，22（4）：14-15.

[60] 周旭升，张大炜，戴梅，等. 魏执真临床应用柔肝清眩汤经验 [J]. 北京中医药，2011，30（6）：432-433.

[61] 郝玉红，祝玉清. 郑绍周运用补肾化痰汤治疗老年眩晕经验 [J]. 中医研究，2003，16（3）：45-46.

[62] 关幼波. 关幼波肝病杂病论 [M]. 北京：世界图书出版公司，1994.

[63] 杨汉辉. 应用关幼波验方治疗顽固性头痛50例 [J]. 中医函授通讯，1996，14（5）：14.

[64] 王俊霞，吴立文. 吴立文教授从肝论治头痛经验 [J]. 中华中医药学刊，2007，25（2）：223-224.

[65] 蔡光斗. 蔡友敬主任医师用芎芍镇痛汤治疗血管性头痛 [J]. 吉林中医药，1993，25（3）：34.

[66] 蔡光斗，林禾禧. 蔡友敬临床经验集 [M]. 厦门：厦门大学出版社，1993.

[67] 张燕，张振雷，张良骥. 张良骥主任医师论治头痛7方及运用经验 [J]. 中华中医药学刊，2008，26（4）：698-699.

[68] 杜同仿. 沈炎南教授治疗偏正头痛经验 [J]. 新中医，1991，23（8）：1-2.

[69] 黄煌. 方药心悟——名中医处方用药技巧 [M]. 南京：江苏科学技术出版社，1999.

[70] 谢炜，赵云燕. 陈宝田治疗头痛的经验 [J]. 辽宁中医杂志，1995，22（6）：252.

[71] 武剑，金实. 金实教授运用"活血定痛汤"治疗头风经验拾萃 [J]. 江苏中医药，2002，23（8）：15-16.

[72] 吴成. 孟澍江治疗血管性头痛经验 [J]. 中国医药学报，1988，4（5）：49-50.

[73] 李兴芳. 国家级老中医提供的治疗头痛经验方 [J]. 健康天地，2011（3）：77.

[74] 俞良栋. 中国百年百名中医临床家丛书·张梦侬 [M]. 北京：中国中医药出版社，2002.

[75] 张梦侬. 临证会要 [M]. 北京：人民卫生出版社，1981.

[76] 中医研究院西苑医院. 岳美中医话集 [M]. 北京：中医古籍出版社，1981.

[77] 中医研究院. 岳美中医案集 [M]. 北京：人民卫生出版社，1978.

[78] 鄢圣英. 岳美中治咳经验 [J]. 河北中医，2004，26（8）：568-569.

[79] 刘光宪. 刘炳凡临证秘诀 [M]. 长沙：湖南科学技术出版社，2004.

[80] 刘炳凡，刘光宪. 中国百年百名中医临床家丛书·刘炳凡 [M]. 北京：中国中医药出版社，2001.

[81] 赵向华. 赵棻治疗胃酸返流致咳的经验 [J]. 中医杂志，1994，35（1）：20-21.

[82] 王怀芝，赵向华. 赵棻教授治疗胃酸返流性咳嗽的经验 [J]. 中国中西医结合杂志，1994，14（12）：756.

[83] 张庆祥. 肺主宣降与咳嗽证治——张珍玉教授治疗咳嗽经验探析 [J]. 福建中医药，2001，32（2）：18-19.

[84] 肖振卫. 张珍玉治疗外感咳嗽经验 [J]. 山东中医杂志，2006，25（4）：277.

[85] 迟华基，魏凤琴. 中国百年百名中医临床家丛书·张珍玉 [M]. 北京：中国中医药出版社，2001.

[86] 冷厚香. 路志正治疗顽咳特色 [J]. 中医研究, 2000, 13 (1)：16-17.

[87] 刘启庭. 刘启庭医学经验荟萃 [M]. 北京：人民卫生出版社, 1997.

[88] 马淑然. 刘燕池教授运用凉血滋阴法治疗咳嗽经验 [J]. 中医药学刊, 2006, 24 (1)：29-30.

[89] 张孟仁, 张晓阳. 郭赛珊治疗痰热阻肺型咳嗽的经验 [J]. 北京中医, 2006, 25 (2)：40-41.

[90] 夏殷. 毕朝忠治疗咳嗽经验 [J]. 实用中医药杂志, 2006, 22 (7)：441.

[91] 吴玫玫. 毕朝忠主任医师临床运用宣肺合剂举隅 [J]. 湖南中医药导报, 2000, 6 (9)：11-12.

[92] 周仲瑛, 李七一, 唐蜀华. 宣肺止嗽汤 [J]. 陕西中医, 2004, 15 (12)：547.

[93] 吴文, 吴银根. 吴银根运用化痰止咳汤治疗肺系疾病经验 [J]. 上海中医药杂志, 2011, 45 (2)：6-7.

[94] 吴银根工作室. 吴银根学术经验撷英 [M]. 上海：上海中医药大学出版社, 2009.

[95] 潘智敏, 金国梁. 杨继荪主任医师临证经验撷英 [J]. 浙江中医学院学报, 1997, 21 (5)：1-2.

[96] 西安市中医医院. 麻瑞亭治验集 [M]. 西安：西安出版社, 1996.

[97] 葛红颖. 张琪辨治肺系疾病经验 [J]. 山东中医杂志, 2003, 22 (7)：437-438.

[98] 刘德荣, 俞鼎芳. 俞慎初教授治疗咳喘的经验 [J]. 福建中医药院学报, 1993, 3 (3)：132-134.

[99] 刘德荣. 精研医理通晓医史的临床学家俞慎初 [M] //邱德文, 沙凤桐. 中国名老中医药专家学术经验集 (3). 贵州：贵州科技出版社, 1999.

[100] 黄智慧. 李浚川教授论治咳喘 [J]. 武汉市职工医学院学报, 2000, 28 (3)：43-44.

[101] 王峰, 潘俊辉. 邱志楠治疗老年咳喘病经验 [J]. 北京中医, 2001 (1)：12-13.

[102] 潘俊辉. 邱志楠教授辨治顽咳经验介绍 [J]. 新中医, 2000, 32 (12)：7.

[103] 赵绍琴. 赵绍琴临床 400 法 [M]. 北京：人民卫生出版社, 1997.

[104] 夏庆平. 夏度衡教授治疗心悸病经验 [J]. 湖南中医杂志, 1989, 5 (3)：3-4, 43.

[105] 胡文娟, 邵念方. 邵念方治疗心悸经验 [J]. 辽宁中医杂志, 2010, 37 (12)：2303-2304.

[106] 丁光迪. 中国百年百名中医临床家丛书·丁光迪 [M]. 北京：中国中医药出版社, 2001.

[107] 徐江雁, 沈娟, 杨建宇. 国医大师验案良方——脾胃卷 [M]. 北京：学苑出版社, 2010.

[108] 陈贵廷. 中国当代名医名方录 (修订本) [M]. 北京：北京科学技术出版社, 2008.

[109] 麻及第. 邢子亨医案 [M]. 太原：山西人民出版社, 1982.

[110] 邢睿贞. 中国百年百名中医临床家丛书·邢子亨 [M]. 北京：中国中医药出版社, 2002.

[111] 胡连玺, 郑志义. 刘绍武老师治疗胃脘痛经验 [J]. 山西中医, 1998, 14 (3)：1-3.

[112] 彭尧书. 刘炳凡研究员治疗胃脘痛学术经验 [J]. 湖南中医药导报, 1996, 2 (3)：6-8.

[113] 张孝娟, 李顺民. 夏度衡教授治疗胃脘痛经验介绍 [J]. 新中医, 1990 (12)：6-8.

[114] 夏庆平, 曲晓璐. 夏度衡教授治疗胃病经验小结 [J]. 湖南中医学院学报, 1991, 11 (1)：42-44.

[115] 王星田. 李明皋老中医治疗胃脘痛的经验 [J]. 辽宁中医杂志, 1992 (1)：11-13.

[116] 王星田, 李振敏. 李鸣皋治胃脘痛经验简介 [J]. 国医论坛, 1991 (5)：18-20.

疑难杂症国医圣手时方

[117] 王凤歧. 中华名医特技集成 [M]. 北京：中国医药科技出版社，1993.

[118] 汪建勋，王树华. 董平治疗胃脘痛的经验 [J]. 河北中医，1998，20 (4)：217-218.

[119] 汪建勋. 董平调治脾胃病的临证体会 [J]. 湖南中医杂志，1987 (5)：19-21.

[120] 焦树德. "三合汤" "四合汤" 治疗胃脘痛 [J]. 中医杂志，1989 (5)：16-17.

[121] 王永文，李国稳. 浅谈焦树德治疗胃病的经验 [J]. 新疆中医药，2004，22 (3)：44-46.

[122] 王静安. 王静安临症精要 [M]. 成都：电子科技大学出版社，1990.

[123] 周慎. 胃痛 [M]. 长沙：湖南科学技术出版社，2010.

[124] 李宝顺. 名医名方录第一辑 [M]. 北京：中医古籍出版社，1990.

[125] 徐蕾. 谢昌仁主任自拟 "宗圣止痛汤" 治疗急腹痛 [J]. 镇江医学院学报，2000，10 (1)：189-190.

[126] 孙红. 谢昌仁老中医治疗急腹痛的经验 [J]. 陕西中医，1995，16 (12)：548-549.

[127] 本刊资料库. 全国名老中医治病经验谈系列——龚志贤治腹胀——三宜汤 [J]. 家庭医药，2011 (8)：26.

[128] 刘淑红，高尚社. 国医大师张琪教授辨治肝硬化腹水验案赏析 [J]. 光明中医，2011，26 (6)：1099-1101.

[129] 史学军. 李辅仁教授治疗脾胃疾病经验介绍 [J]. 中国医刊，1999，34 (6)：47-48.

[130] 柴国剑，李志文，吴秀贤. 中华当代名医妙方精华 [M]. 长春：长春出版社，1994.

[131] 邓晋妹，翟兴红，赵荣莱. 赵荣莱教授从肝脾肾论治慢性腹泻经验 [J]. 中国中西医结合消化杂志，2011，19 (1)：41-44.

[132] 上海市卫生局. 上海老中医经验选集 [M]. 上海：上海科学技术出版社，1980.

[133] 陈明. 李乾构治疗便秘经验浅谈 [J]. 北京中医，2004，23 (2)：81-82.

[134] 韩偎偎. 李乾构教授健脾润肠法治疗老年习惯性便秘经验 [J]. 中医研究，2007，20 (1)：44-45.

[135] 张正利，朱梅萍，刘群. 蔡淦教授诊治慢性便秘经验 [J]. 河北中医，2005，27 (9)：645-646.

[136] 李有伟，李艳. 李济仁诊治急黄的经验 [J]. 北京中医杂志，1993 (5)：3.

[137] 朱雪萍. 叶景华老师诊治淋证经验 [J]. 实用中医内科杂志，1995，9 (4)：5-6.

[138] 李兰群. 李曰庆治疗女性尿道综合征经验 [J]. 中医杂志，2003，44 (3)：182.

[139] 朱永志，张少林. 张琪教授论治血尿四法 [J]. 江苏中医，1994，15 (10)：3-4.

[140] 于顺义. 张大宁教授治疗血尿经验 [J]. 吉林中医药，2004，25 (1)：13.

[141] 李秋贵，高凤芝，王凌. 连根汤治疗血尿 52 例 [J]. 辽宁中医杂志，2001，28 (5)：288.

[142] 李洪皎. 仝小林诊治夜尿多经验 [J]. 实用中医药杂志，2007，23 (3)：185.

[143] 徐玉建，杨文涛. 徐福松治疗前列腺切除术后小便失禁的经验 [J]. 江苏中医药，2002，23 (7)：13.

[144] 邱德文，沙凤桐. 中国名老中医药专家学术经验集第三卷 [M]. 贵州：贵州科技出版社，1995.

[145] 黄素英，莫惠玉，王海丽. 中国百年百名中医临床家丛书·蔡小荪 [M]. 北京：中国中医药出版社，2002.

[146] 宋世华. 宋光济教授治疗顽固性阴痛验案举偶 [J]. 浙江中医药大学学报，2007，31 (2)：189-191.

[147] 李幼昌. 李幼昌临床经验选集 [M]. 昆明：云南科技出版社，1993.

[148] 娄多峰. 痹症治验 [M]. 郑州：河南科学技术出版社，1983.

[149] 杨维华，欧阳剑虹. 欧阳琦研究员治疗痹证经验 [J]. 江苏中医，1993，14（8）：3 - 5.

[150] 郭艳锦. 名老中医郭维淮治疗气虚腰痛的经验 [J]. 中医正骨，2000，12（3）：57.

[151] 郭艳锦. 名老中医郭维淮治疗瘀滞型腰痛的经验 [J]. 中国骨伤，2002，15（12）：746.

[152] 萧琢如. 遯园医案 [M] //周慎. 湖湘名医典籍精华·内科卷. 长沙：湖南科学技术出版社，1999.

[153] 王敬卿，顾勤. 周仲瑛教授治疗痿证经验 [J]. 中国中医药信息杂志，2001，8（1）：77 - 78.

[154] 韦金平，沙凤桐. 中国百年百名中医临床家丛书·韦文贵 韦玉英 [M]. 北京：中国中医药出版社，2002.

[155] 赵峪，韦企平. 韦玉英眼科经验集 [M]. 北京：人民卫生出版社，2004.

[156] 张皆春. 张皆春眼科证治 [M]. 济南：山东科学技术出版社，1980.

[157] 李聪甫. 麻疹专论 [M] //欧正武，刘克丽. 湖湘名医典籍精华·儿科卷. 长沙：湖南科学技术出版社，2000.

[158] 于有山，王发渭. 高辉远临证创拟新方采撷 [J]. 北京中医药大学学报，1994，17（1）：23 - 25.

[159] 孙新其. 李可临证要旨 [M]. 北京：人民军医出版社，2011.

[160] 苏云放. 蒋士英治秋燥干咳擅用润法的经验 [J]. 中医杂志，1994，35（9）：524 - 525.

[161] 李文泉，权红，高剑虹. 方和谦创"和肝汤"的组方原则和临床应用 [J]. 上海中医药杂志，2008，42（2）：1 - 3.

[162] 李文泉，权红，高剑虹，等. 方和谦经验方"和肝汤"临床应用数据的挖掘研究 [J]. 中国中医基础医学杂志，2008，14（11）：855 - 857.

[163] 周旭升，张大炜，戴梅，等. 魏执真临床应用柔肝清眩汤经验 [J]. 北京中医药，2011，30（6）：432 - 433.

[164] 刘祖贻，周慎，卜献春. 活血安神汤治疗瘀阻脑络证 235 例总结 [J]. 湖南中医杂志，1996，12（1）：2 - 3，7.

[165] 李振华. 脾胃病的学术思想及治法 [J]. 世界中医药，2011，6（1）：70 - 72.

[166] 欧阳锜. 证病结合用药式 [M]. 长沙：湖南科学技术出版社，1993.

图书在版编目（CIP）数据

疑难杂症国医圣手时方 / 周慎主编. -- 长沙 ： 湖
南科学技术出版社，2024.9

（国家级名老中医临证必选方剂系列丛书 / 彭清华
总主编）

ISBN 978-7-5710-2170-2

Ⅰ．①疑… Ⅱ．①周… Ⅲ．①疑难病－时方－汇编
Ⅳ．①R289.5

中国国家版本馆 CIP 数据核字(2023)第 072726 号

YINAN ZAZHENG GUOYI SHENGSHOU SHIFANG
疑难杂症国医圣手时方

总 主 编：彭清华

主　　编：周　慎

出 版 人：潘晓山

责任编辑：李　忠

出版发行：湖南科学技术出版社

社　　址：长沙市芙蓉中路一段 416 号泊富国际金融中心

网　　址：http://www.hnstp.com

湖南科学技术出版社天猫旗舰店网址：
　　　　　http://hnkjcbs.tmall.com

邮购联系：0731-84375808

印　　刷：湖南省汇昌印务有限公司
　　　　　（印装质量问题请直接与本厂联系）

厂　　址：长沙市望城区丁字镇街道兴城社区

邮　　编：410299

版　　次：2024 年 9 月第 1 版

印　　次：2024 年 9 月第 1 次印刷

开　　本：710mm×1000mm　1/16

印　　张：9.5

字　　数：233 千字

书　　号：ISBN ISBN 978-7-5710-2170-2

定　　价：58.00 元